《中医非物质文化遗产临床经典读本》

第一辑

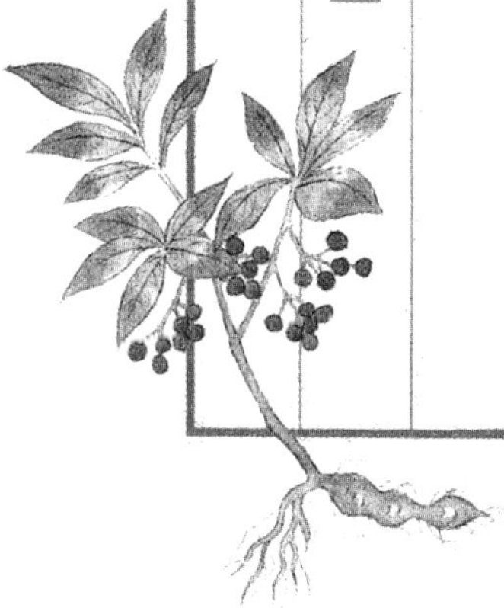

女科辑要

（第二版）

清·沈又彭◎著

曹 瑛◎校注

中国健康传媒集团
中国医药科技出版社

图书在版编目（CIP）数据

女科辑要 /（清）沈又彭著；曹瑛校注．—2 版．— 北京：中国医药科技出版社，2019.7（2024.9重印）

（中医非物质文化遗产临床经典读本）

ISBN 978-7-5214-0836-2

Ⅰ．①女…　Ⅱ．①沈… ②曹…　Ⅲ．①中医妇科学—中国—清代
Ⅳ．① R271.1

中国版本图书馆 CIP 数据核字（2019）第 032895 号

美术编辑　陈君杞

版式设计　也　在

出版　**中国健康传媒集团**｜中国医药科技出版社

地址　北京市海淀区文慧园北路甲 22 号

邮编　100082

电话　发行：010 – 62227427　邮购：010 – 62236938

网址　www.cmstp.com

规格　880 × 1230mm $^1/_{32}$

印张　3 $^5/_8$

字数　74 千字

初版　2010 年 12 月第 1 版

版次　2019 年 7 月第 2 版

印次　2024 年 9 月第 2 次印刷

印刷　河北环京美印刷有限公司

经销　全国各地新华书店

书号　ISBN 978-7-5214-0836-2

定价　15.00 元

内容提要

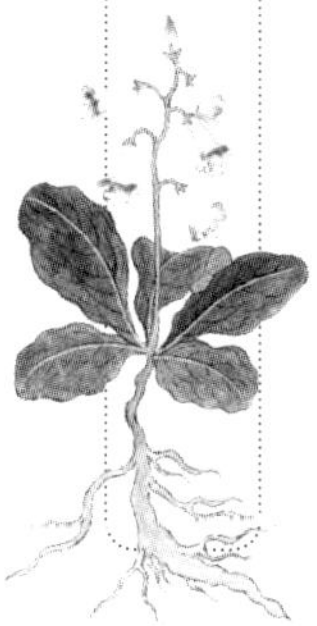

《女科辑要》又名《沈氏女科辑要》，二卷，作者清·沈又彭。沈又彭约 1698 年出生，卒年不详，字尧封，浙江嘉善人。少习举子业，兼擅占星聚水之术，尤精于医学。

沈氏裒集历代医家有关论述，又加按语予以阐述，多发前人所未发，于 1764 年撰成是书。上卷含经水、月事不调、辨色及痛、月事不来等三十一条，包括妊娠药禁、泰西诸说两附篇；下卷含产、胞衣不下、产后喜笑不休等四十六条，包括杂病和集方两部分。书中主要介绍女科经、带、胎、产以及妊娠、产后杂病的证治，每条先列诸家论述，次以沈氏、徐氏、王氏等按语，次以医案和方药，是一部中医妇产科实用性专著。

该书面世以来，一直被认为是一部较好的妇科专著，影响颇广，对于科研、教学和临床都有重要参考价值。

《中医非物质文化遗产临床经典读本》

编委会

出版者的话

中国从有文献可考的夏、商、周三代，就进入了文明的时代。中国人认为自己是炎黄的子孙，若以此推算，中国的文明史可以追溯到五千年前。中华民族崇尚自然，形成了“天人合一”的信仰，中医学就是在这种信仰的基础上产生的一种传统医学。

中医的起源可以追溯到炎帝、黄帝时期，根据考古、文献记载和传说，炎帝神农氏发明了用药物治病，黄帝轩辕氏创造脏腑经脉知识，炎帝和黄帝不仅是中华民族的始祖，也是中医的缔造者。

大约在公元前1600年，商代的伊尹发明了用“汤液”治病，即根据不同的证候把药物组合在一起治疗疾病，后世称这种“汤液”为“方剂”，这种治病方法一直延续到现在。由此可见，中华民族早在3700多年前就发明了把各种药物组合为“方剂”治疗疾病，实在令人惊叹！商代的彭祖用养生的方法防治疾病，中国人重视养生的传统至今深入民心。根据西汉司马迁《史记》的记载，春秋战国时期的秦越人扁鹊善于诊脉和针灸，西汉仓公淳于意善于辨证施治。这些世代传承积累的医药知识，到了西汉时期已蔚为大观。汉文帝下诏命刘向等一批学者整理全国的图书，整理后的图书分为六大类，即六艺、诸子、诗赋、兵书、术数、方技，方技即医学。刘向等校书，前后历时27年，是对中国历史文献最为壮观的结集、整理、研究，真正起到了上对古人、下对子孙后代的承前启后的作用。后之学者，欲考中国学术的源流，可以此为纲鉴。

这些记载各种医学知识的医籍，传之后世，被遵为经典。医经中的《黄帝内经》，记述了生命、疾病、诊疗、药物、针灸、养生的原理，是中医学理论体系形成的标志。这部著作流传了2000多年，到现在，仍被视为学习中医的必读之书，且早在公元7世纪，就传播到了周边一些国家和地区，近代以来，更是被翻译成多种语言，在世界许多国家广泛传播。

经方医籍中记载了大量以方治病和药物的知识，其中有《汤液经法》一书，相传是伊尹所作。东汉时期，人们把用药的知识编纂为一部著作，称《神农本草经》，其中记载了365种药物的药性、产地、采收、加工和主治等，是现代中药学的起源。中国历代政府重视对药物进行整理规范，著名的如唐代的《新修本草》、宋代的《证类本草》，到了明代，著名医学家李时珍历经30余年研究，编撰了《本草纲目》一书，在世界各国产生了广泛影响。

东汉时期的张仲景，对医经、经方进行总结，创造了“六经辨证”的理论方法，编撰了《伤寒杂病论》，成为中医临床学的奠基人，至今仍是指导中医临床的重要文献。这部著作早在公元700年左右就传到日本等国家和地区，一直受到重视。

西晋时期，皇甫谧将《素问》《针经》和《黄帝明堂经》进行整理，编纂了《针灸甲乙经》，系统地记录了针灸的理论与实践，成为学习针灸的经典必读之书，一直传承到现在。这部著作也被翻译成多种语言，在世界各地广泛传播。

中医学在数千年的发展历程中，创造积累了丰富的医学理论与实践经验，仅就文献而言，保存下来的中医古籍就有1万余种。中医学独特的思想与实践，在人类社会关注健康、重视保护文化多样性和非物质文化遗产的背景下，显现出更加旺盛的生命力。

中医药学与中华民族所有的知识一样，是“究天人之际”的学问，所以，中国的学者们信守着“究天人之际，通古今之变，成一家之言”的至理。《素问·著至教论篇》记载黄帝与雷公讨论医道说：“而道，上知天文，下知地理，中知人事，可以长久。以教众庶，亦不疑殆。医道论篇，可传后世，可以为宝。”这段话道出了中医学的本质。中医是医道，医道是文化、是智慧，《黄帝内经》中记载的都是医道。医道是究天人之际的学问，天不变，道亦不变，故可以长久，可以传之后世，可以为万世之宝。

医道可以长久，在医道指导下的医疗实践，也可以长久。故《黄帝内经》中的诊法、刺法可以用，《伤寒论》《金匮要略》《备急千金要方》《外台秘要》的医方今天亦可以用，《神农本草经》《证类本草》《本草纲目》的药今天仍可以用。

或许要问，时间太久了，没有发展吗？不需要创新吗？其实，求新是中华民族一贯的追求。如《礼记·大学》说：“苟日新，日日新，又日新。”清人钱大昕有一部书叫《十驾斋养新录》，他以咏芭蕉的诗句解释“养新”之义说：“芭蕉心尽展新枝，新卷新心暗已随，愿学新心养新德，长随新叶起新知。”原来新知是“养”出来的。

中华民族“和实生物，同则不继”的思想智慧，与当今国际社会提出的保护和促进文化多样性、保护人类的非物质文化遗产的需求相呼应。世界卫生组织2000年发布的《传统医学研究和评价方法指导总则》中，将“传统医学”定义为“在维护健康以及预防、诊断、改善或治疗身心疾病方面使用的各种以不同文化所特有的理论、信仰和经验为基础的知识、技能和实践的总和”，点明了文化是传统医学的根基。习近平总书记深刻指出："中医药学是中国古代科学的瑰宝，也是打开中华文明宝库的钥匙。"这套丛书的整理出版，也是为了打磨好中医药学这把钥匙，以期打开中华文明这个宝库。

希望这套书的再版，能够带您回归经典，重温中医智慧，获得启示，增添助力！

中国医药科技出版社

2019年6月

校注说明

《女科辑要》，又名《沈氏女科辑要》，二卷，清·沈又彭编著，约成书于乾隆二十九年（1764年）。其稿本由王孟英外舅徐霭辉珍藏，并校订补注。后经王氏参订加按刊行，始公诸于世。该书初刊于清道光三十年庚戌（1850年），其后有清同治元年壬戌（1862年）刻本、清光绪七年辛巳（1881年）重庆堂刻本、清光绪七年辛巳（1881年）维扬宏文斋刻本、清宣统二年庚戌（1910年）千顷堂刻本等，又见于《潜斋医学丛书八种》。张山雷1922年复将此书重加编次，予以补注，名《沈氏女科辑要笺正》，于内容又有较多发挥，由兰溪中医专校刊行，先后再版五次，1959年上海科学技术出版社出版了该书铅印本。

本次校注以《续修四库全书》影印清同治元年工戌（1862年）刻本为底本，以辽宁中医药大学馆藏清抄本为主校本，以民国二十三年兰溪中医专校邵乐山《沈氏女科辑要笺正》为参校本，简称兰溪本。

本次校勘，凡底本文字不误者，一律不改动原文；校本虽有异文但无碍文义者，不出校记。校本中的有价值异文于校记中列出，以备参考。底本药名的非通用字，一律径改为通用字，如“耆”改作“芪”、“檗”改为“柏”。凡避讳而不影响文义理解者，未做改动，亦未出校记，如“带下”篇中“赤水元珠端本丸”即是。原文中的异体字、通假字、古今字、俗写字，凡常见者一律径改为通行的简化字，如“觔”改作“斤”、“煖”改作“暖”、“菉”改作“绿”等。对于原文中的冷僻字词及不常见的通假字、异体字等，酌情予以注释。原文中表示文字位置的“右”一律径改为“上”。底本中的小字用圆括号标示。

原底本目次较简略，且与正文不一致，本次校注据正文重新整理了目次。同时，根据正文内容，补充了几个标题，以便阅读。如上卷“胎死腹中及胞衣不下”“妊娠药忌”以及下卷“女科书大略”三篇篇题系据兰溪本补入；下卷“集方”部分亦据兰溪本补入“外科”及“胎产”两标题。

《女科辑要》主要整理本有人民卫生出版社1988年出版的李广文等点校本，江苏科技出版社1981年出版的陈丹华点校本。本次整理所据底本与前两者不同，主校本为清抄本，自成特色，可与前两整理本互参，有利于该书的流传和中医从业者使用。

校注者

2009年10月

王 序

尧封沈氏所著《医经读》《伤寒论读》，简明切当，允为善本。尚有《女科辑要》一书，世罕传本，原稿为余外舅徐虹桥先生补注珍藏。先生早归道山①，余受室后得见其书，颇多入理深谈，发前人所未发者。今年杨素园明府闻有此稿，命为借抄。余谓妇兄友珊曰：君子之孝也，亦务其大者远者而已，宝守遗编，莫若传诸不朽。友珊许焉。爰不揣鄙佇②，稍加参订而公诸世云。

道光庚戌仲冬棘人③王士雄书于潜斋

① 归道山：道山，仙山。旧时称人死为“归道山”。

② 鄙佇（níng 宁）：见识短浅。自谦之词。

③ 棘人：旧时居父母丧时，自称“棘人”。

目录

卷上

经水……1
月事不调……2
辨色及痛……3
月事不来……6
淋漓不断……8
月事异常……8
血崩……9
带下……12
求子……15
受胎总论……18
辨胎……19
辨男女胎……20
妊妇似风……21
初娠似劳……23
喘……23

恶阻……………………………………………………… 24
妊妇烦名子烦 ……………………………………………… 27
子悬………………………………………………………… 27
妊娠肿胀…………………………………………………… 29
妊娠经来…………………………………………………… 32
子淋　转胞 ………………………………………………… 34
下利………………………………………………………… 36
妊娠腹痛…………………………………………………… 36
妊娠腰痛…………………………………………………… 38
妊妇腹内钟鸣 ……………………………………………… 38
腹内儿哭…………………………………………………… 38
养胎………………………………………………………… 39
胎动不安…………………………………………………… 42
胎死腹中及胞衣不下 ……………………………………… 43
妊娠药忌…………………………………………………… 45
附：泰西诸说 ……………………………………………… 46

卷下

产 ………………………………………………………… 49
胞衣不下…………………………………………………… 52
产后喜笑不休 ……………………………………………… 53
恶露过多不止 ……………………………………………… 53
恶露不来…………………………………………………… 53
九窍出血…………………………………………………… 53

黑气鼻衄……………………………………………………………… 54
眩晕昏冒……………………………………………………………… 54
发狂谵语……………………………………………………………… 55
不能语………………………………………………………………… 55
声哑…………………………………………………………………… 56
呃逆…………………………………………………………………… 56
喘……………………………………………………………………… 56
发热…………………………………………………………………… 57
乍寒乍热……………………………………………………………… 57
头汗…………………………………………………………………… 58
泄泻…………………………………………………………………… 58
便秘…………………………………………………………………… 59
头痛…………………………………………………………………… 60
胃脘痛　腹痛　少腹痛 ………………………………………… 60
腹中虚痛　胸项结核 ……………………………………………… 61
小腹痛瘀血成脓 …………………………………………………… 61
腰痛…………………………………………………………………… 62
遍身疼痛……………………………………………………………… 62
浮肿…………………………………………………………………… 62
咳嗽…………………………………………………………………… 63
口眼㖞斜……………………………………………………………… 63
腰背反张……………………………………………………………… 63
小便不通……………………………………………………………… 67
尿血…………………………………………………………………… 68

尿胞被伤小便淋沥 …………………………………… 68
玉门不闭…………………………………………… 68
玉门肿胀焮痛 ……………………………………… 68
阴脱………………………………………………… 69
子宫下……………………………………………… 69
产户下物…………………………………………… 69
水道下肉线 ………………………………………… 70
乳汁不通…………………………………………… 70
回乳………………………………………………… 70
乳头碎裂…………………………………………… 71
吹乳………………………………………………… 71
乳痈红肿方发 ……………………………………… 71
乳痈已成…………………………………………… 71
乳岩………………………………………………… 72
杂病………………………………………………… 73
女科书大略 ………………………………………… 76
集方………………………………………………… 78

索引 …………………………………………………… 95

卷上

经水

《素问》：女子七岁肾气盛，齿更发长，二七而天癸至，任脉通，太冲脉盛，月事以时下。

沈按：天癸是女精，由任脉而来；月事是经血，由太冲而来。经言二七而天癸至，缘任脉通，斯时太冲脉盛，月事亦以时下，一顺言之，一逆言之耳。故月事不调、不来及崩，是血病，咎在冲脉，冲脉隶阳明；带下是精病，咎在任脉，任脉隶少阴。盖身前中央一条是任脉，背后脊里一条是督脉，皆起于前后两阴之交会处，惟[①]《难经》明晰，《灵》《素》传误。带脉起于季胁，似束带状。人精藏于肾，肾系于腰背，精欲下泄，必由带脉而前，然后从任脉而下，故经言任脉为病，女子带下。

雄按：俞东扶云：经言男子二八而肾气盛，天癸至，精气溢泻。若天癸即月水，丈夫有之乎？盖男女皆有精，《易》谓男女构精可据。然指天癸为精亦不妥，天癸为精，不当又云精气溢泻矣。后贤讲受孕之道，有阳精阴血先至后冲等说，亦谬。夫男女交接，曾见女人有血出耶？交接出血是病，岂能裹精及

① 会处，惟：清抄本作“会阴穴”。

为精所裹哉？大约两情欢畅，百脉齐到，天癸与男女之精偕至，斯入任脉而成胎耳。男胎女胎，则由夫妇之天癸有强弱盈虚之不同也。吾友徐亚枝云：如沈氏说，一若天癸即精者；如俞氏说，一若血与精之外，别有一物所谓天癸者。窃谓天癸者，指肾水本体而言。癸者，水也。肾为水脏，天一生水，故谓肾水为天癸。至，谓至极也，犹言足也。女子二七、男子二八，肾气始盛，而肾水乃足。盖人身五脏属五行，惟肾生最先，而肾足最迟，肾衰最早，故孩提能悲、能喜、能怒、能思，而绝无欲念。其有情窦早开者，亦在肾气将盛，天癸将至之年。可见肾气未盛，癸水未足，则不生欲念也。迨肾气衰，癸水绝，则欲念自除矣。解此段经文者，当云女子必二七而肾水之本体充足，任脉乃通，太冲之脉始盛，月事因而时下矣。夫前阴二窍，溺之由水窍者无论矣，其由精窍者，皆原于天癸者也。月水虽从冲脉下，谓为天癸之常可也；泄精成孕，是任脉之施受，谓为天癸之能可也；带下乃任脉之失担任，谓为天癸之病可也。然则称月水为天癸，似亦无不可也。前贤解此，皆重读上二字而略下一字，惟将“至”字当作“来”字看，遂至议论纷纭耳。

王冰曰：男以气运，故阳气应日而一举；女以血满，故阴血从月而一下。

月事不调

《素问》：天地温和，则经水安静；天寒地冻，则经水凝泣；天暑地热，则经水沸溢；卒风暴起，则经水波涌而陇起。

褚澄曰：女子天癸既至，逾十年，无男子合，则不调；未逾十年，思男子合，亦不调。不调则旧血不出，新血误行，或渍而入骨，或变而为肿，或虽合而难子。合多则沥枯虚人，产乳众则血枯杀人。

雄按：此论甚不尽然，存其意可也。惟产乳众而血枯卒死者颇多。然吾乡吴酝香大令[①]徐[②]夫人，半产三次不计外，凡生十男四女，并已长成，而夫人年逾五旬，精力不衰，犹能操家政，而抚驭群下也。

方约之云：妇人不得自专，每多忿怒，气结则血亦结。

雄按：此至言也。气为血帅，故调经必先理气，然理气不可徒以香燥也。盖郁怒为情志之火，频服香燥，则营阴愈耗矣。

赵养葵云：经水不及期而来者，有火也，宜六味丸滋水；如不及期而来多者，加白芍、柴胡、海螵蛸；如半月或十日而来，且绵延不止者，属气虚，宜补中汤；如过期而来者，火衰也，六味加艾叶；如脉迟而色淡者，加桂。此其大略也。其间有不及期而无火者，有过期而有火者，不可拘于一定，当察脉视禀，滋水为主，随证加减。

雄按：妇人之病，虽以调经为先，第人秉不同，亦如其面。有终身月汛不齐而善于生育者，有经期极准而竟不受孕者。雄于女科阅历多年，见闻不少，始知古人之论不可尽泥，无妄之药不可妄试也。

辨色及痛

赵养葵曰：冲任藏经系胞，又恃一点命门之火为之主宰。火旺则红，火衰则淡，火太旺则紫，火太衰则白，所以滋水更

---

① 大令：古时县官多称令，后以大令作为对县官的敬称。

② 徐：清抄本作“之”。

当养火。甚有干枯不通者，虽曰火盛之极，亦不宜以苦寒之药降火，只宜大补其水，从天一之源以养之使满。又曰：紫与黑色者多属火旺，亦有虚寒而黑色者，不可不察。若淡白则无火明矣。

沈按：王宇泰以寒则凝，既行而紫黑，定非寒证，然投热药取效，十中尝见一二。色白无火，亦属近理，然间有不宜补火者。尝见元和一妇，经水过期十日方至，色淡，稳婆据此投肉桂药数剂，经水过多，遍身发黄，不能饮食，身热脉数，竟成危候。此是丹溪所谓经水淡白属气虚一证。要之临诊时，须细察脉象，复参旁证，方识虚实寒热。倘有疑似证中有两说者，先用其轻剂。如色淡一证，先用补气法，不效再投补火，庶无差误，录叶氏辨证于下：

叶氏曰：血黑属热，此其常也。亦有风寒外乘者，十中尝见一二。盖寒主收引，小腹必常冷痛，经行时或手足厥冷，唇青面白，尺脉迟，或微而虚，或大而无力。热则尺脉洪数，或实有力。参之脉证为的。

雄按：色淡竟有属热者，古人从未道及，须以脉证互勘自得，但不可作实热论而泻以苦寒也。更有奇者，方氏妇产后经色渐淡，数年后竟无赤色，且亦结块，平时亦无带下，人日羸。余诊之脉软数，口苦，而时有寒热，与青蒿、白薇、黄柏、柴胡、当归、鳖甲、龟板、芍药、乌贼、枸杞、地骨皮等药出入为方，服百剂而愈。此仅见之证矣。

滑伯仁曰：经前脐腹绞痛，寒热交作，下如黑豆汁，两尺脉涩，余皆弦急。此寒湿搏于冲任，寒湿生浊，下如豆汁，与血交争故痛，宜辛散、苦温血药。

杰按：辛散血药是川芎之类，苦温血药是艾叶之类。

李氏曰：经水带黄混浊者，湿痰也。

丹溪曰：经将行而痛者，气之滞也，用香附、青皮、桃仁、黄连。或用抑气散、四物加胡索、丹皮、条芩。又曰：经将来腹中阵痛、乍作乍止者，血热气实也，四物加川连、丹皮。

杰按：抑气散出严氏，系香附四两，陈皮一两，茯神、炙甘草两半也，为末，每服二钱。治妇人气盛于血，变生诸证，头晕膈满，取《内经》高者抑之之义。汪昂谓是方和平可用，若补血以平阳火，亦正治也。

又经后作痛者，气血俱虚也，宜八珍汤。

又成块者，气之凝也。

沈按：经前腹痛，必有所滞，气滞脉必沉，寒滞脉必紧，湿滞脉必濡，兼寒兼热当参旁证。至若风邪由下部而入于脉中，亦能作痛，其脉乍大乍小，有时陇起，叶氏用防风、荆芥、桔梗、甘草，虚者加人参，各一钱，焙黑，取其入血分，研末酒送，神效。

又按：经前后俱痛，病多由肝经，而其中更有不同。脉弦细者是木气之郁，宜逍遥散及川楝、小茴、橘核之类；脉大者是肝风内动；体发红块者是肝阳外越，俱宜温润。戴礼亭室人，向患经前后腹痛，连及右足，体发红块，脉大，右关尺尤甚。己卯秋，予作肝风内动治，用生地四钱，炒枸杞一钱，细石斛二钱，杜仲二钱，干淡苁蓉一钱，麦冬一钱，牛膝一钱，归身一钱五分，炒白芍一钱，服之痛止。后于经前后数剂，经来甚适，不服即痛，因作丸服。此方屡用有验。

经来声哑证。荀恒大兄长女，嫁斜塘倪姓，早寡，体气虚弱，每逢月事，声音必哑，余用天冬、地黄、苁蓉、归身等药，病益甚，张口指画，毫无一字可辨，即于此方加细辛少许，以通少阴之络。药才入口，其声即出，十余剂后，桂附八味丸调理，永不发。

《撮要》：经后目暗，属血虚。

汪石山曰：经行泄泻，属脾虚多湿，宜参苓白术散。

雄按：亦有肝木侮土者。

缪氏曰：经行白带，属阳虚下陷，用参、术助阳之药。

雄按：亦有郁火内盛者。

月事不来

《素问》：二阳之病发心脾，有不得隐曲，女子不月，其传为风消，其传为息奔者死不治。

沈按：二阳，指阳明经言，不指脏腑言。二阳之病发心脾者，阳明为多血之经，血乃水谷之精气，借心火煅炼而成。忧愁思虑伤心，困及其子，不嗜饮食，血无以资生，阳明病矣。经云：前阴总宗筋之所会，会于气街而阳明为之长，故阳明病，则阳事衰而不得隐曲也；太冲为血海，并阳明之经而行，故阳明病，则冲脉衰而女子不月也。

雄按：经水固以月行为常，然阴虚者多火，经每先期，阴愈虚，行愈速，甚至旬日半月而一行。更有血已无多而犹每月竭蹶一行者，其涸也可立而待也。若血虽虚而火不甚炽，汛必愆期，此含蓄有权，虽停止一二年，或竟断绝不行，但其脉不甚数者，正合坤主吝啬之道，皆可无虑。昧者不知此理，而但凭月事以分病之轻重，闻其不行，辄欲通之，竭泽而渔，不仁甚矣。

《金匮》云：妇人病，因虚积冷结气，经水断绝。

张景岳云：经闭有血隔、血枯不同。隔者病发于暂，通之则愈；枯者其来也渐，补养乃充。

沈按：《金匮》三证，积冷、结气，有血不行也，景岳谓之血隔。积冷宜肉桂大辛热之药导血下行，后用养荣之药调之；气结宜宣，如逍遥散或香附、乌药行气之品宣之。虚者，无血可行也，景岳谓之血枯，宜补。赵养葵补水、补火、补中气三法最为扼要。

雄按：补水勿泥于六味，补火勿泥于八味，补中气勿泥于归脾。

寇宗奭曰：童年情窦早开，积想在心，月水先闭，盖忧愁思虑则伤心，心伤则血耗竭，故经水闭也。火既受病，不能荣养其子，故不嗜食；脾既虚则金气亏，故发嗽；嗽既作则水气竭，故四肢干；木气不充，故多怒，发鬓焦，筋痿。五脏以次传遍，故卒不死，然终死也。比于诸劳，最为难治。

沈按：此条亦从《金匮》虚字内分出，实有是证。但此证所愿不得，相火必炽，非补水无以制之，六味地黄汤补阴泻阳，固是妙法，然脾虚食减，倘嫌地黄泥膈，炒枯可也，不然以女贞易之，顾名思义，并泻相火。

雄按：此证最难治，六味碍脾，归脾助火，惟薛一瓢滋营养液膏加小麦、大枣、远志，庶几合法，一瓢又有心脾双补丸，亦可酌用。

娄全善曰：经闭有污血凝滞胞门一证。罗谦甫血极膏：一味大黄为末，醋熬成膏，服之利一二行，经血自下，是妇人之仙药也。

朱丹溪曰：肥人痰塞胞门，宜厚朴二陈汤。

沈按：《金匮》论经闭有冷无热，非阙文也。盖天暑地热，则经水沸溢，岂反有凝泣不来之理？洁古、东垣降心火、泻三焦之说不可尽信，即骨蒸内热，亦属阴亏，非同实火之可寒而愈也。

雄按：王子亨《全生指迷方》地黄煎，以生地汁八两熬耗一半，纳大黄末一两同熬，候可丸如梧子大，熟水下五粒，未效加至十粒。治女子气竭伤肝，月事不来，病名血枯。盖瘀血不去，则新血日枯也。即《内经》乌贼丸、仲圣大黄䗪虫丸之义耳。后人但知彼血枯为血虚，而不知血得热则瘀，反用温补，岂能愈此血枯之病？尧封亦为此论，毋乃欠考。

淋漓不断（一名经漏）

陈良甫云：或因气虚不能摄血，或因经行而合，阴阳外邪客于胞内。

雄按：亦有因血热而不循其常度者。

月事异常

经云：七七而天癸竭。有年过五旬经行不止者，许叔微主血有余不可止，宜当归散；《产宝》主劳伤过度，喜怒不时；李时珍作败血论。三说不同，当参脉证。

李时珍曰：月事一月一行，其常也；或先或后，或通或塞，其病也。有行期只吐血衄血，或眼耳出血，是谓倒经；有三月一行，是谓居经；有一年一行，是谓避年；有一生不行而受胎者，是谓暗经；有受胎后月月行经而产子者，是谓胎盛，俗名胎垢；有受胎数月血忽大下而胎不陨者，是谓漏胎。此虽以气血有余不足言，而亦异常矣。

雄按：有未及二七之年而经水已行者，有年逾花甲而月事不绝者，有无病而偶停数月者，有壮年而汛即断者，有带下过甚而经不行者，有数年而一行者，有产后自乳而仍按月行经者，有一产而停经一二年者。秉赋不齐，不可以常理概也。

血崩（血大至曰崩，此是急病）

《素问》：阴虚阳搏谓之崩。许叔微云：经云天暑地热，经水沸溢。又云阴虚者尺脉虚浮，阳搏者寸脉弦急，是为阴血不足，阳邪有余，故为失血内崩，宜奇效四物汤，或四物加黄连。

奇效四物汤

当归酒洗　川芎　白芍炒　熟地黄（以上为四物）　阿胶　艾叶　黄芩炒，各一钱

又云：女人因气不先理，然后血脉不顺，生崩带诸证。香附是妇人仙药，醋炒为末，久服为佳，每服二钱，清米饮调下。徐朝奉内人遍药不效，服此获安。

杰按：叔微“理气”二字，专主怒气郁气伤肝，故用香附理气以和肝，慎不可用破气药。

薛立斋云：肝经风热，或怒动肝火，俱宜加味逍遥散。

加味逍遥散

当归　白芍　柴胡　甘草　茯苓　白术　丹皮　黑栀

加薄荷、姜、枣煎。

李太素曰：崩宜理气、降火、升提。

《金匮》云：寸口脉微而缓，微者卫气疏，疏则其肤空；缓

者胃弱不实，则谷消而水化。谷入于胃，脉道乃行；水入于经，其血乃成。营盛则其肤必疏，三焦绝经，名曰血崩。

赵养葵曰：气为阳主升，血为阴主降。阳有余则升者胜，血出上窍；阳不足则降者胜，血出下窍。气虚者面色必白，尺脉虚大。

东垣云：下血证，须用四君子补气药收功。

又云：人伤饮食，医多妄下，清气下陷，浊气不[①]降，乃生䐜胀，所以胃脘之阳不能升举，其气陷下致崩，宜补中汤。

丹溪云：有涎郁胸中，清气不升，故经脉壅遏而降下，非开涎不足以行气，非气升则血不能归隧道。其证或腹满如孕，或脐腹㽲痛，或血结成片，或血出则快、止则闷，或脐上动。治宜开结痰，行滞气，消污血。

沈按：冲为血海，并阳明之经而行，故东垣、丹溪皆主胃脘之阳不升，顾其病源各异，李曰妄下，朱云痰郁。有腹满如孕，血出反快、止反闷等证可认，妄下则无有也，非问不得。

戴元礼曰：血大至曰崩，或清或浊，或纯下紫血，势不可止。有崩甚腹痛，人多疑恶血未尽，又见血色紫黑，愈信为恶血，不敢止截。凡血之为患，欲[②]出未出之际，停在腹中，即成紫血。以紫血为不可留，又安知紫血之不为虚寒乎？瘀而腹痛，血行则痛止；崩而腹痛，血止则痛止。芎归汤加姜、附，止其血而痛自止。

薛立斋云：有妇患崩，过服寒药，脾胃久虚，中病未已，寒病复起，烦渴引饮，粒米不进，昏愦时作，脉洪大，按之微弱，此无根之火，内虚寒而外假热也，十全大补加附子。崩减，

① 不：原作“下”，据清抄本改。

② 欲：原作“御”，据兰溪本改。

日服八味丸而愈。又有久患崩，服四物汤凉血剂，或作或止，有主降火，加腹痛，手足厥冷，此脾胃虚寒所致，先用附子理中汤，次用济生归脾、补中益气二汤，崩顿止。若泥痛无补法，则误矣。

沈按：崩证热多寒少，若血大至色赤者，是热非寒；倘色紫黑者，出络而凝，其中有阳虚一证。经云阳气者，卫外而为固也。营行脉中，卫行脉外，脉外之阳虚失于护卫，则脉中之营血漏泄，既出络脉，凝而不流，渐渐变紫变黑，然必须少腹恶寒，方可投温。

崩证极验方

地榆二钱　生地四钱　白芍三钱，生　川连五分　黄芩一钱五分　甘草八分，炒　莲须一钱　丹皮钱半　黑栀一钱　牡蛎二钱，生

水煎服。

一妇日服人参、阿胶，血不止，投此即效。因伊带多，偶以苦参易芩，血复至，用芩即止，去莲，血又至，加莲即止。

一妇患崩月余，余诊时大崩发晕几脱，是方加人参一钱，服之即定，十剂而安。

一妇患此，年逾五旬，投人参、阿胶不效，一日用黄连五分，甚不相安。一医云：是气病，用酒炒香附、归、芍、丹皮、黄芩、牡蛎、枣仁、黑荆芥各二钱，郁金一钱五分，橘皮一钱，上沉香磨冲三分，柴胡五分，棕榈灰八分，煎服，一剂崩止。除去柴胡、棕榈、荆芥，数剂食进。后加白术为散，服之作胀，减去即安。

一崩证，少腹恶寒，用桂附八味丸收全效。

雄按：经漏崩淋并由精窍出，惟溺血从溺窍而下，妇女虽

自知，然赧[①]于细述，医者不知分别，往往误治。更有因病汛愆，而冲脉之血改从大肠而下者，人亦但知为便血也，临证均须细审。

带下（与男子遗浊同治）

《素问》：任脉为病，男子内结七疝，女子带下瘕聚。

又曰：脾传之肾，名曰疝瘕，小肠冤结而痛，出白，名曰蛊。

又曰：少腹冤热，溲出白液。

又曰：思想无穷，所愿不得，意淫于外，入房太甚，发为白淫。

沈按：带下有主风冷入于脬络者，巢元方、孙思邈、严用和、杨仁斋、娄全善诸人是也；有主湿热者，刘河间、张洁古、张戴人、罗周彦诸人是也；有主脾虚气虚者，赵养葵、薛立斋诸人是也；有主湿痰者，朱丹溪是也；有主脾肾虚者，张景岳、薛新甫是也；又有主木郁地中者，方约之、缪仲淳是也。其所下之物，严主血不化赤而成，张主血积日久而成，刘主热极则津液溢出。其治法有用大辛热者，有用大苦寒者，有用大攻伐者，有用大填补者。虽立论制方各有意义，然其所下之物，究竟不知为何物。惟丹溪云：妇人带下，与男子梦遗同。显然指着女精言，千古疑窦，一言道破。但精滑一证，所因不同，惜其所制之方，囿于"痰火"二字中耳。由是言之，白带即同白浊，赤带即同赤浊，此皆滑腻如精者。至若状如米泔，或臭水不黏

---

① 赧（nǎn 湳）：因羞愧而脸红。

者，此乃脾家之物，气虚下陷使然。高年亦有患此，非精气之病，不可混治。

又按：戴元礼论赤浊云：精者，血之所化，有浊去太多，精化不及，赤未变白，故成赤浊，此虚之甚也。何以知之？有人天癸未至，强力好色，所泄半精半血，若溺不赤，无他热证，纵见赤浊，不可以赤为热，只宜以治白浊法治之。观此，则以赤带为热者谬矣。

雄按：带下女子生而即有，津津常润，本非病也。故扁鹊自称带下医，即今所谓女科是矣。《金匮》亦以三十六病隶之带下。但过多则为病，湿热下注者为实，精液不守者为虚。苟体强气旺之人，虽多亦不为害，惟干燥则病甚，盖营津枯涸，即是虚劳。凡汛愆而带盛者，内热逼液而不及化赤也，并带而枯燥全无者，则为干血劳之候矣。汇而观之，精也，液也，痰也，湿也，血也，皆可由任脉下行而为带，然有虚寒、有虚热、有实热三者之分，治遗精亦然，而虚寒证较少。故天士治带，必以黄柏为佐也。

妙香散 治脉小食少，或大便不实者。

龙骨一两 益智仁一两 人参一两 白茯苓五钱 远志五钱，去心 茯神五钱，去木 朱砂二钱五分 炙甘草钱半

为末，每服酌用数钱。

地黄饮子去桂附 肾阴不足，肝阳内风鼓动而滑精，其脉弦大者宜之。叶云：天地温和，风涛自息。又云：坎中阳微，下焦失纳。又云：肝为刚脏，不宜刚药，只宜温柔养之。

水制熟地八钱 川石斛一钱五分 石菖蒲一钱 远志肉一钱，炒 巴戟肉一钱 干淡苁蓉一钱 麦冬一钱五分 茯苓一钱半 五味子 萸肉（末二味酸药可去）

补肾阴清肝阳方　王宇泰云：肾为阴，主藏精，肝为阳，主疏泄，故肾之阴虚，则精不藏，肝之阳强，则气不固。按此方以清芬之品清肝，不以苦寒之药伤气。

藕节一斤　青松叶一斤　侧柏叶一斤　生地八两　玉竹八两　天冬八两　女贞子四两　旱莲草四两，煎膏

八味丸　戴元礼云：有赤白浊人服元兔丹不效，服附子八味丸即愈者，不可不知。按：此即坎中阳微、下焦失纳之意，屡用有效。

雄按：阴虚而兼湿火者，宜六味丸，甚者加黄柏尤妙。

松硫丸　此是方外之方。治赤白浊、赤白带，日久不愈无热证者，其效如神。

松香　硫黄

铁铫[①]内熔化，将醋频频洒上，俟药如饴，移铫置冷处，用冷水濡手，丸如豆大，必须人众方可，否则凝硬难丸，每服一钱。

雄按：此方究宜慎用。

固精丸　选注云：阳虚则无气以制其精，故寐则阳陷而精道不禁，随触随泄，不必梦而遗也，必须提阳固气，乃克有济。

鹿茸一具　鹿角霜分两同茸　韭子一两　五味子五钱　淡干苁蓉一两　茯苓五钱　熟附子五钱　巴戟肉五钱　龙骨五钱　赤石脂五钱，煅

酒糊丸。

温柔涩法　叶氏治白淫。

白龙骨　桑螵蛸　湖莲　芡实　茯苓　金樱子　覆盆子

---

① 铫（diào 掉）：一种带柄有嘴的小锅。

远志肉　茯神

蜜丸。

赤水元珠端本丸　治脉大体肥，大便晨泄不爽，湿热遗精，极验。叶云：湿热之病，面色赤亮可证。

苦参二两　黄柏二两　牡蛎一两　蛤粉一两　葛根一两　青蒿一两　白螺蛳壳一两，煅

神曲和丸。

本事方清心丸　戴元礼云：有经络热而滑精者，此方最妙。大智禅师云：腰脊热而遗者，皆热遗也。

黄柏　冰片

盐汤为丸。

杰按：然亦有阴亏之极，致腿足腰脊肝肾部位作热而遗者，又宜填阴固涩以敛虚阳，非可妄投清火，宜详辨脉证。

导赤散　李濒湖曰：一壮年男子梦遗白浊，少腹有气上冲，每日腰热，卯作酉凉。腰热作则手足冷，前阴无气，腰热退则前阴气动，手足温。又旦多下气，暮多噫气，时振，逾旬必遗。脉弦滑而大，偶投涩药，则一夜二遗，遂用此方大剂煎服，遗浊皆止。

生地　木通　甘草梢

雄按：任脉虚而带下不摄者，往往滋补虽投而不能愈，余以海螵蛸一味为粉，广鱼鳔煮烂，杵丸绿豆大，淡菜汤下，久服无不收功，真妙法也。

求子

《素问》：女子二七而天癸至，任脉通，太冲脉盛，月事以

时下，故有子；七七而任脉虚，太冲脉衰少，天癸竭，地道不通，故形坏而无子。

沈按：此求子全赖气血充足，虚衰即无子。故薛立斋云：至要处在审男女尺脉，若右尺脉细或虚大无力，用八味丸；左尺洪大，按之无力，用六味丸；两尺俱微细，或浮大，用十补丸。此遵《内经》而察脉用方，可谓善矣。然此特言其本体虚而不受胎者也，若本体不虚而不受胎者，必有他病。缪仲淳主风冷乘袭子宫，朱丹溪主冲任伏热，张子和主胸中实痰，丹溪于肥盛妇人主脂膜塞胞，陈良甫于二三十年全不产育者，胞中必有积血，主以荡胞汤。诸贤所论不同，要皆理之所有，宜察脉辨证施治。荡胞汤在《千金》，为妇人求子第一方，孙真人郑重之。

荡胞汤

朴硝　丹皮　当归　大黄　桃仁生用，各三铢　厚朴　桔梗　人参　赤芍　茯苓　桂心　甘草　牛膝　橘皮各二铢　附子六铢　虻虫　水蛭各十枚

上十七味㕮咀，以清酒五升，水五升，合煮取三升，分四服，日三夜一，每服相去三时，更服如前，覆被取微汗，天寒汗不出，着火笼之，必下脓血，务须斟酌下尽，二三服即止。如大闷不堪，可食酢[①]饭冷浆，一口即止。然恐去恶不尽，忍之尤妙。

雄按：子不可以强求也，求子之心愈切，而得子愈难。天地无心而成化，乃不期然而然之事，非可以智力为者。惟有病而碍其[②]孕育之人，始可用药以治病，凡无病之人，切勿妄药

① 酢：同“醋”。

② 其：清抄本作“于”。

以求子，弄巧反拙，岂徒无益而已耶。纵使有效而药性皆偏，其子禀之，非夭札即顽悖，余历验不爽。

又按：荡胞汤虽有深意，其药太峻，未可轻用，惟保胎神佑丸善舒气郁，缓消积血，不但为保胎之良药，亦是调经易孕之仙丹，每日七丸，频服甚效。余历用有验，最为稳妙。

又按：世有愚夫愚妇，一无所知，而敏于生育者，此方灵皋所谓此事但宜有人欲而不可有天理也。观于此，则一切求子之法，皆不足凭，况体气不齐，岂容概论！有终身不受孕者，有毕世仅一产者，有一产之后逾十余年而再妊者，有按年而妊者，有娩甫弥月而即妊者，有每妊必骈胎者，且有一产三胎或四胎者。骈胎之胞，有合有分，其产也，有接踵而下者，有逾日而下者，甚有逾一旬半月而下者。谚云：十个孩儿十样生。是以古人有宁医十男子，莫医一妇人之说，因妇人有胎产之千态万状，不可以常理测也。世之习妇科者，不可不究心焉。

又按：古人五种不男，曰螺、纹、鼓、角、脉，而人多误解。余谓“螺”乃“骡”字之讹，骡形之人，交骨如环，不能开坼，如受孕，必以产厄亡。纹则阴窍屈曲，如螺纹之盘旋，碍于交合，俗谓之实女是也。后人不知骡形之异而改为螺，遂以纹之似螺者又混于鼓。鼓者，阴户有皮鞔[①]如鼓，仅有小窍通溺而已。设幼时以铅作铤，逐日纴之，久则自开，尚可以人力为也。角则阴中有物，兴至亦有能举者，名曰二阴人，俗云雌雄人是也。脉则终身不行经者，理难孕育，然暗经亦可受胎。钱国宾云：兰溪孙篾[②]匠之妻，自来无经而生四子一女。故五种之中，惟三者非人力所能治，而纹、角二种并不可交也，特考定之，以

① 鞔（mán 蛮）：蒙上，连缀。

② 篾：原作“蔑”，据清抄本改。篾匠，以竹篾编织器物的工匠。

正相传之讹。（骡形之女初生时，稳婆技精者扪之即知，其可男可女之身，名人痾者，亦角类也。）

受胎总论

李东璧曰：《易》云男女媾精，万物化生，乾道成男，坤道成女。褚澄言：血先至裹精则生男，精先至裹血则生女，阴阳均至，非男非女之身，精血散分，骈胎品胎之兆。《道藏》言：月水亡后，一三五日成男，二四六日成女。东垣言：血海始净，一二日成男，三四五日[①]成女。《圣济》言因气而左动，阳资之则成男；因气而右动，阴资之则成女。丹溪乃非褚氏而是东垣，主《圣济》左右之说立论，归于子宫左右之系，可谓悉矣。窃谓褚氏未可非，东垣亦未尽是也。盖褚氏以气血之先后言，《道藏》以日数之奇偶言，东垣以女血之盈亏言，《圣济》、丹溪以子宫之左右言，各执一见，会而通之，理自得矣。盖独男独女，可以日数论，骈胎品胎，亦可以日数论乎？史载一产三子四子，有半男半女，或男多女少，或男少女多，则一三五日为男，二四六日为女之说，岂其然哉！褚氏、《圣济》、丹溪主精血、子宫左右之论为有见，而《道藏》、东垣日数之论为可疑矣。叔和《脉经》以脉之左右浮沉，辨猥生之男女，高阳《脉诀》以脉之纵横逆顺，别骈品之胎形，恐臆度之见，而非确论也。

雄按：《阅微草堂笔记》云：夫胎者，两精相搏，翕合而成者也。媾合之际，其情既洽，其精乃至，阳精至而阴精不至，

---

① 日：原脱，据清抄本补。

阴精至而阳精不至，皆不能成。皆至矣，时有先后，则先至者气散不摄，亦不能成。不先不后，两精并至，阳先冲而阴包之则成男，阴先冲而阳包之则成女，此化生自然之妙，非人力所能为，故有一合即成者，有千百合而终不成者。愚夫妇所知能，圣人有所不知能，此之谓矣。端恪后人沈君辛甫云：胎脉辨别处，诚医者所当知。若受妊之始，曷以得男，何缘得女，生化之机，初无一定，诸家议论虽歧，无关损益，置之可也。

辨胎

《素问》：妇人足少阴脉动甚者，妊子也。

沈按：足少阴，肾脉也。动者，如豆厥厥动摇也。王太仆作手少阴，手少阴脉应在掌后锐骨之后陷者中直对小指，非太渊脉也，必有所据。全元起作足少阴，候在尺中。经云：尺里以候腹中。胎在腹中，当应在尺，此为近理。

又曰：阴搏阳别，谓之有子。

沈按：王注云：阴，尺中也；搏，谓搏触于手也。尺脉搏击，与寸脉迥别，则有孕之兆也。

又曰：何以知怀子之且生也？曰身有病而无邪脉也。

《难经》曰：女子以肾系胞，三部脉浮沉正等，按之不绝者，有妊也。

沈按：叔和曰，妇人三部脉浮沉正等，以手按之不绝者，孕子也。妊娠初时寸微，呼吸五至，三月而尺数也。脉滑疾重，以手按之散者，胎已三月也；脉重手按之不散，但疾不滑者，五月也。此即阴搏阳别之义。言尺脉滑数，寸脉微小，尺与寸脉别者，孕子也。

辨男女胎

王叔和曰：妊娠四月，其脉左疾为男，右疾为女，俱疾为生二子。又曰：左尺偏大为男，右尺偏大为女，左右俱大产二子。大者，如实状，即阴搏之意。尺脉实大与寸脉迥别，但分男左女右也。又曰：左脉沉实为男，右脉浮大为女。

娄全善曰：按丹溪云：男受胎在左子宫，女受胎在右子宫，推之于脉，其义亦然。如胎在左，则气血护胎必盛于左，故脉左疾为男，左大为男也；胎在右，则气血护胎必盛于右，故脉右疾为女，右大为女也。亦犹经文阴搏阳别谓之有子，言胎必在身半之下，气血护胎必盛于下，故阴尺鼓搏，与阳寸迥别也。

《千金》云：令妊妇面南行，从背后呼之，左回首者是男，右回首者是女。又女腹如箕，以女胎背母，足膝抵腹，下大上小，故如箕；男腹如釜，男胎向母，背脊抵腹，其形正圆，故如釜也。

沈按：《内经》妊脉数条，惟阴搏阳别尤为妙谛。《素问》诊法上以候上，下以候下。气血聚于上，则寸脉盛；气血聚于下，则尺脉盛，其势然也。试之疮疡，无不验者。况胎在腹中，气血大聚，岂反无征验之理！胎系于肾，在身半以下，故见于尺部。但人脉体不同，有本大者，有本小者，即怀妊时有见动脉者，有不见动脉者。然尺中或疾或数，总与寸脉迥然有别，细审自得，即左右男女亦然。受胎时偏左成男，气血聚于左则左重，故呼之则左顾便，脉必形于左尺；受胎时偏右成女，气血聚于右则右重，呼之则右顾便，脉必形于右尺，此一定之理也。至若丹溪男受胎于左子宫，女受胎于右子宫，此是语病，犹言偏于子宫之左，偏于子宫之右耳，原非有二子宫也。惟左男右女指医人之左右手言，恐未必然。

雄按：诸家之论，皆有至理，而皆有验有不验。余自髫年即专究于此，三十年来见闻多矣。有甫受孕而脉即显呈于指下者，有半月、一月后而见于脉者，有二、三月而见于脉者，有始见孕脉而五、六月之后反不见孕脉者，有始终不见于脉者，有受孕后反见弦涩细数之象者，甚有两脉反沉伏难寻者。古人所论，原是各抒心得，奈死法不可以限生人，纸上谈兵，未尝阅历者，何足以语此。惟今春与杨素园大令谈之，极蒙折服，殆深尝此中甘苦也。忆辛丑秋，诊周光远令正[①]之脉，右寸关忽见弦大滑疾、上溢鱼际之象，平昔之脉，未尝见此，颇为骇[②]然。及询起居，诸无所苦，惟汛愆半月耳。余曰：妊也，并可必其为男。继而其父孙际初闻之，诊乃女脉，曰：妊则或然，恐为女孕。余曰：肺象乎天，今右寸脉最弦滑，且见上溢之象，岂非本乎天者亲上耶？孙曰：此虽君之创解，然极有理，究不知瓜红何似耳。迨壬寅夏，果举一男。聊附一端，以为凿凿谈脉者鉴。

妊妇似风（雄按：即子痫证）

沈按：妊妇病源有三大纲，一曰阴亏，人身精血有限，聚以养胎，阴分必亏；二曰气滞，腹中增一障碍，则升降之气必滞；三曰痰饮，人身脏腑接壤，腹中遽增一物，脏腑之机括为之不灵，津液聚为痰饮。知此三者，庶不为邪说所惑。妊妇卒

① 令正：古称嫡妻曰正室，因此称人之嫡妻曰令正。
② 骇：同“骇”。

倒不语，或口眼歪斜，或手足瘛疭，皆名中风。或腰背反张，时昏时醒，名为风痉，又名子痫，古来皆作风治。不知卒倒不语，病名为厥，阴虚失纳，孤阳逆上之谓，口眼歪斜，手足瘛疭，或因痰滞经络，或因阴亏不吸，肝阳内风暴动。至若腰背反张一证，临危必见戴眼，其故何欤？盖足膀胱经太阳之脉，起于目内眦，上额交颠，循肩膊内，夹脊抵腰中，足太阳主津液，虚则经脉时缩，脉缩故腰背反张。经云：瞳子高者，太阳不足。谓太阳之津液不足也。脉缩急则瞳子高，甚则戴眼，治此当用地黄、麦冬等药，滋养津液为主。胎前病阳虚者绝少，慎勿用小续命汤。

雄按：阴虚气滞，二者昔人曾已言之。痰饮一端，可谓发前人之未发，因而悟及产后谵妄等证，诚沈氏独得之秘，反复申明，有裨后学之功，不亦多乎。

沈按：钱鹄云正室，饮食起居无恙，一夜连厥数十次，发则目上窜，形如尸，次日又厥数十次，至晚一厥不醒。以火炭投醋中近鼻熏之不觉，切其脉三部俱应，不数不迟，并无怪象。诊毕，伊父倪福增曰：可治否？余曰：可。用青铅一斤化烊，倾盆水内，捞起再烊再倾，三次，取水煎生地一两、天冬二钱、细石斛三钱、甘草一钱、石菖蒲一钱服。倪留余就寝书室，晨起见倪复治药，云昨夜服药后至今止厥六次，厥亦甚轻，故照前方再煎与服，服后厥遂不发。后生一子，计其时乃受胎初月也。移治中年非受胎者亦屡效。

吴门叶氏治一反张，发时如跳虫离席数寸，发过即如平人，用白芍、甘草、紫石英、炒小麦、南枣煎服而愈。《捷径方》载一毒药攻胎，药毒冲上，外证牙关紧急，口不能言，两手强直，握拳自汗，身有微热，与中风相似，但脉浮而软，十死一生，医多不识。若作中风治必死。用白扁豆二两，生去皮为末，新汲水调下即效。

痰滞经络，宜二陈加胆星、竹沥、姜汁。

初娠似劳

沈按：钱彬安室人，内热咳呛涎痰，夜不能卧，脉细且数，呼吸七至。邀余诊视，问及经事，答言向来不准，今过期不至。余因邻近，素知伊禀怯弱，不敢用药。就诊吴门叶氏，云此百日劳，不治。归延本邑浦书亭疗，投逍遥散不应，更葳蕤汤亦不应，曰病本无药可治，但不药必骇病者，可与六味汤聊复尔尔。因取六味丸料二十分之一煎服，一剂咳减，二剂热退，四剂霍然。惟觉腹中有块，日大一日，弥月生一女，母女俱安，越二十余年女嫁母故。后以此法治怀妊咳呛涎痰，或内热或不内热，或脉数或脉不数，五月以内者俱效，五月以外者有效有不效。

雄按：亦有劳损似娠者，盖凡事皆有两面也。

喘

丹溪云：因火动胎，逆上作喘急者，用条芩、香附为末，水调服。

吕沧洲曰：有妇胎死腹中，病喘不得卧，医以风药治肺，诊其脉，气口盛人迎一倍，左关弦动而疾，两尺俱短而离经，因曰：病盖得之毒药动血，以致胎死不下，奔迫而上冲，非外感也。大剂芎归汤加催生药服之下死胎。其夫曰：病妾有怀，室人见嫉，故药去之，众所不知也。

外感作喘，仍照男子治，故不录，他病仿此。

王海藏《医垒元戎》曰：胎前病惟当顺气，若外感四气，内伤七情以成他病，治法与男子同，当于各证类中求之。惟动胎之药，切不可犯。

恶阻

《金匮》曰：妇人得平脉，阴脉小弱，其人渴，不能食，无寒热，名妊娠，于法六十日当有此证。设有医者治逆，却一月加吐下者，则绝之。

沈按：娄全善曰：恶阻谓呕吐恶心，头眩恶食，择食是也。绝之者，谓绝止医药，候其自安也。余尝治一二妊妇呕吐，愈治愈逆，因思绝之之旨，停药月余自安。

朱丹溪曰：有妊二月，呕吐眩晕，脉之左弦而弱，此恶阻，因怒气所激，肝气伤又挟胎气上逆，以茯苓半夏汤下抑青丸。

《千金》半夏茯苓汤 治妊娠阻病，心中愦闷，空烦吐逆，恶闻食气，头眩体重，四肢百节疼烦沉重，多卧少起，恶寒汗出，疲极黄瘦。

半夏 生姜各三十铢 干地黄 茯苓各十八铢 橘皮 旋覆花 细辛 人参 芍药 芎䓖 桔梗 甘草各十三铢

上十二味㕮咀，以水一斗，煮取三升，分三服。若病阻积月日不得治，及服药冷热失候，病变客热烦渴口生疮者，去橘皮、细辛，加前胡、知母各十二铢；若变冷下利者，去干地黄，入桂心十二铢；若食少胃中虚生热，大便闭塞，小便赤少者，宜加大黄十八铢，去地黄，加黄芩六铢，余依方服一剂，得下后消息，看气力冷热增损方，更服一剂汤，便急使茯苓丸，令能食便强健也。忌生冷醋滑油腻。

《千金》茯苓丸 服前汤两剂后，服此即效。

茯苓 人参 桂心熬 干姜 半夏 橘皮各一两 白术 葛根 甘草 枳实各二两

上十味，蜜丸梧子大，饮服二十丸，渐加至三十丸，日三次[1]。

杰按：《肘后》不用干姜、半夏、橘皮、白术、葛根，只用五物。又云：妊娠忌桂，故熬。

雄按：胎前产后，非确有虚寒脉证者，皆勿妄投热剂，暑月尤宜慎之。

又方

青竹茹 橘皮各十八铢 茯苓 生姜各一两 半夏三十铢

上五味，水六升，煮取二升半，分三服。

《千金》橘皮汤 治妊娠呕吐，不下食。

橘皮 竹茹 人参 白术各十八铢 生姜一两 厚朴十二铢

上六味，水七升，煮取二升半，分三服。

沈按：费姓妇怀妊三月，呕吐饮食，服橘皮、竹茹、黄芩等药不效，松郡车渭津用二陈汤加旋覆花、姜皮水煎，冲生地汁一杯，一剂吐止，四剂全愈。一医笑曰：古方生地、半夏同用甚少。不知此方即《千金》半夏茯苓汤除去细辛、桔梗、芎䓖、白芍四味。

又按：呕吐不外肝胃两经病，人身脏腑，本是接壤，怀妊则腹中增了一物，脏腑机括为之不灵，水谷之精微不能上蒸为

① 次：原无，据清抄本补。

气血，凝聚而为痰饮，窒塞胃口，所以食入作呕，此是胃病。又妇人既娠，则精血养胎，无以摄纳肝阳，则肝阳易升，肝之经脉夹胃，肝阳过升，则饮食自不能下胃，此是肝病。《千金》半夏茯苓汤中，用二陈，化痰以通胃也；用旋覆，高者抑之也；用地黄，补阴以吸阳也；用人参，生津以养胃也，其法可谓详且尽矣。至若细辛亦能散痰，桔梗亦能理上焦之气，芎䓖亦能宣血中之滞，未免升提，白芍虽能平肝敛阴，仲景法胸满者去之，故车氏皆不用，斟酌尽善，四剂获安有以也。

雄按：发明尽致，精义入神。

沈按：蔡姓妇恶阻，水药俱吐，松郡医用抑青丸立效。黄连一味为末，粥糊丸麻子大，每服二三十丸。

又按：肝阳上升，补阴吸阳，原属治本正理。至肝阳亢甚，滴水吐出，即有滋阴汤药，亦无所用，不得不用黄连之苦寒，先折其太甚，得水饮通，然后以滋阴药调之，以收全效。

雄按：左金丸亦妙。

沈按：沈姓妇恶阻，水浆下咽即吐，医药杂投不应，身体骨立，精神困倦，自料必死，医亦束手。一老妇云：急停药，八十日当愈，后果如其言。停药者，即《金匮》绝之之义也。至八十日当愈一语，岂《金匮》六十日当有此证之误耶？不然，何此言之验也。

又朱宗承正室，甲戌秋体倦吐食，诊之略见动脉，询得停经两月，恶阻证也。述前治法有效有不效，如或不效，即当停药，录半夏茯苓汤方与之，不效，连更数医，越二旬复邀余诊。前之动脉不见，但觉细软，呕恶日夜不止，且吐蛔两条，余曰：恶阻无碍，吐蛔是重候，姑安其蛔以观动静。用乌梅丸早晚各二十丸，四日蛔止，呕亦不作，此治恶阻之变局也，故志之。

妊妇烦名子烦

丹溪云：子[①]烦因胎元壅郁热气所致。

沈按：子烦病因曰痰、曰火、曰阴亏。因痰者胸中必满，仲景云心中满而烦，宜瓜蒂散，此是吐痰法，妊妇禁吐，宜二陈汤加黄芩、竹茹、旋覆花。阴亏火甚者，仲景黄连阿胶汤[②]最妙。

附：《医方集解》汪讱庵有竹叶汤一方，治妊娠心惊胆怯，终日烦闷，名子烦。因受胎四五月相火用事，或盛夏君火大行，俱能乘肺以致烦躁，胎动不安；亦有停痰积饮，滞于胸膈，以致烦躁者。

麦冬钱半　茯苓　黄芩一钱　人参五分　淡竹叶十[③]片

竹叶清烦，黄芩消热，麦冬凉肺，心火乘肺，故烦出于肺，茯苓安心，人参补虚，妊娠心烦，固多虚也。

如相火盛者单知母丸，君火盛者单黄连丸，神不安者朱砂安神丸，切不可作虚烦用栀、豉等药治之。一方茯苓为末，无人参，有防风；一方有防风、知母，无人参，有痰者加竹沥。

子悬

严氏紫苏散　许叔微云：治怀胎近上，胀满疼痛，谓之子悬。陈良甫曰：妊至四五月，君相二火养胎，热气逆上，胎凑

① 子：原脱，据清抄本补。
② 汤：原脱，据清抄本补。
③ 十：原脱，据清抄本补。

心胸，腹满痞闷，名曰子悬，用此加黄芩、山栀之类。一方无川芎，名七宝散。许叔微云：六七月子悬者用之，数数有验，不十服胎便近下。

紫苏一两　腹皮　人参　川芎　橘皮　白芍　当归三分　甘草一分

锉，分三服，水一盏，生姜四片，葱白煎，去渣服。

杰按：去川芎，应避升提之故。

汪讱庵曰：治胎气不和，凑上胸腹，腹满头疼，心腹腰胁皆痛，名子悬。因下焦气实，相火旺盛，举胎而上，上逼心胸也。每服止用苏叶一钱，当归七分，腹皮以下皆五分，甘草二分，无葱白，心腹痛者加木香、延胡。

陈来章曰：芎、归、芍药以和其血，苏、橘、大腹以顺其气，气顺血和则胎安矣。既利其气，复以人参、甘草养其气者，顺则顺其邪逆之气，养则养其冲和之气也。

杰按：延胡动血，恐未可用。

赵养葵有命门虚寒，胎上凑心就暖一说。

沈按：此是百中仅一，非实见虚寒脉证，热药不可尝试。

又郁姓妇怀妊九月，偶因劳动，遂觉腹痛，胎渐升至胸中，气塞不通，忽然狂叫咬人，数人扶持不住，病名子上撞心，即子悬之最重者。用旋覆代赭汤去参、枣，连灌两剂，胎堕得生。又一妇证亦如之，服前药胎堕而死。

又陆检修正室，子上撞心，江稳婆教磨代赭汁服，遂产两子，一子在上横于心下，一子撞着上子，故经一昼夜不至撞心，得不死，产下遂安。

葱白汤　治胎上逼心烦闷，又治胎动困笃。本草云：葱白通阳安胎。娄全善曰：此方神效，脉浮滑者宜之，葱白二七茎，浓煮汁饮之。胎未死即安，已死即出，未效再服。

陈良甫曰：治一妇孕七个月远归，忽然胎上冲作痛，坐卧不安，两医治之无效，遂云胎已死矣。用蓖麻子研烂，和麝香贴脐中以下之，命在呼吸。召余[1]诊视，两尺脉绝，他脉和平。余问二医作何证治之？答云：死胎。余问何以知之？曰：两尺沉绝，以此知之。余曰：此说出何书？二医无答。余曰：此子悬也，若是胎死，却有辨处。面赤舌青，子死母活；面青舌赤吐沫，母死子活；唇舌俱青，子母俱死。今面不赤，舌不青，其子未死，是胎上逼心，宜以紫苏饮连进，至十服而胎近下矣。

李氏曰：子悬证火盛极，一时心气闷绝而死，紫苏饮连进可救。若两尺脉绝者，有误服动胎药，子死腹中，则憎寒，手指唇爪俱青，全以舌为证验，芎归汤救之。

雄按：戊申秋，荆人妊八月而患咳嗽碍眠，鼻衄如射，面浮指肿，诸药不应。谛思其故，素属阴虚，内火自盛，胎因火动，上凑心胸，肺受其冲，咳逆乃作，是不必治其嗽，仍当以子悬治之。因以七宝散去参、芍、生姜，为其胸满而内热也，加生石膏以清阳明之火，熟地黄以摄根蒂之阴，投匕即安。今年冬仲，亦以八月之娠，而悲哀劳瘁之余，胎气冲逆，眩晕嗽痰，脘胀便溏，苔黄口渴，予齾饮六神汤去胆星、茯苓，加枳实、苏叶、大腹皮以理气开郁，黄芩、栀子、竹茹以清热安胎，一剂知，二剂已。凡子悬证因于痰滞者，余每用此法，无不应如桴鼓。

妊娠肿胀

沈按：妊妇腹过胀满，或一身及手足面目俱浮，病名子满，

① 余：原作“陈”，据清抄本改。后四“余”字同。

或名子肿，或名子气，或名胎水，或名琉璃胎；但两脚肿者，或名皱脚，或名脆脚。名色虽多，不外有形之水病与无形之气病而已，何则？胎碍脏腑，机括不灵，肾者胃之关也，或关门不利，因而聚水，或脾不能散精行肺，或肺不能水精四布，此有形之水病也。又腹中增一物，则大气升降之道窒塞，此无形之气病也。病在有形之水，其证必皮薄色白而亮；病在无形之气，其证必皮厚色不变。说见《内经·胀论》，细玩自明。更有痰滞一证，痰虽水类，然凝聚质厚，不能遍及皮肤，惟壅滞气道，使气不宣通，亦能作肿，其皮色亦不变，故用理气药不应，加化痰之品，自然获效。

徐按：《灵枢·水胀论》曰：水始起，目窠上微肿如新卧起之状，其颈脉动，时咳，阴股间寒，足胫肿，腹乃大，其水已成矣。以手按其腹，随手而起，如裹水之状，此其候也。肤胀者，寒气客于皮肤之间，鼟鼟[①]然不坚，腹大身尽肿皮厚，按其腹窅[②]而不起，腹色不变，此其候也。愚按：于肤胀言皮厚色不变，则水胀之皮薄色变可知矣。存参。

《千金》鲤鱼汤 治妊娠腹胀满，或浑身浮肿，小便赤涩。

沈按：此治有形之水也，以腹胀满为主，身肿溺涩上加一“或”字，乃或有或无之词，不必悉具。

陈良甫曰：胎孕至五六个月，腹大异常，此由胞中蓄水，名曰胎水，不早治，恐胎死，或生子手足软短，宜《千金》鲤鱼汤。盖鲤鱼归肾，又是活动之药，臣以苓、术、姜、橘，直达胞中去水，又恐水去胎虚，佐以归、芎，使胎得养，真神方也。

---

① 鼟鼟（kōng 空）：不坚貌。

② 窅（yǎo 咬）：凹陷。

当归　白芍各一钱　茯苓一钱五分　白术二钱　橘红五分

鲤鱼一尾，去鳞肠，作一服，白水煮熟，去鱼，用汁一盏半，入生姜三片，煎一盏，空心服，胎水即下。如腹闷未尽除，再合一服。

《金匮》葵子茯苓汤　治妊娠有水气，身重，小便不利，洒淅恶寒，起即头眩。按：此滑利之剂，亦治有形之水。

葵子一斤　茯苓三两①

为散，饮服方寸匕，日三服，小便利则愈。

天仙藤散　治妊娠自三月成胎之后，两足自脚面渐肿至腿膝，行步艰难，喘闷妨食，状似水气，甚至足指间出黄水者，谓之子气。此元丰中淮南名医陈景初制也，本名香附散，后李伯时更名天仙藤散。按：此理气方也。脚面渐肿至腿膝，并足指间黄水出，是水与气同有之证，不得即谓之气病，必皮厚色不变，方是气病，用此方为对证。

天仙藤即青木香藤，洗，略焙　香附炒　陈皮　甘草　乌药　木香等份

锉末，每服五钱，加生姜三片、紫苏五叶，水煎，日三服，肿消止药。

齐仲甫曰：妊娠八九月见脚肿，不必治，当易产，因胎中水血多，不致燥胎故也。若初妊即肿者，是水气过多，儿未成体，恐胎伤坏。

脚肿主男胎。宋少主微行，徐文伯从，见一妊妇不能行，少主脉之曰：此女形也。文伯诊之曰：此男胎也，在左则胎色黑。少主怒，欲破之。文伯恻然曰：臣请针之。补合谷，泻三

① 两：清抄本作“钱”。

阴交，应手而下，男形而色黑。

薛立斋案云：一妊妇腹胀，小便不利，吐逆，诸医杂进温胃宽气等药，服之反吐，转加胀满凑心，验之胎死已久，服下死胎药不能通，因得鲤鱼汤。其论曰：妊妇通身肿满，或心胸急胀，名曰胎水。遂看妊妇胸肚不分，急以鲤鱼汤三五服，大小便皆下恶水，肿消胀去，方得分娩死胎。此证盖因怀妊腹大，不以为怪，竟至伤胎，可不慎哉！

妊娠经来

王叔和曰：妇人月经下但少，师脉之反言有娠，其后审然。其脉何类？曰：寸口脉阴阳俱平，营卫调和（寸口脉阴阳俱平，自然营卫调和也）。按之则滑，浮之则轻（重按之以候阴分则滑，是有余之象；浮取之以候阳分则轻，是不足之象。窃谓此即阴搏阳别之义）。阳明少阴，各如经法（冲隶阳明主血，任隶少阴主精，各如经法，精血无损，是有妊而不堕之象）。身反洒淅不欲食，头痛心乱呕吐（诸症经所谓身有病而无邪脉，妊子也）。呼之则微，吸之不惊。阳多气溢，阴滑气盛，滑则多实，六经养成，所以月见（呼出之气微数，吸入之气舒徐。不惊，是阳气多溢于外，令阳气不足于内。阴脉滑，则阴血内盛，所以月见经来。“六经养成”句无解，尚须查详）。阴见阳精，汁凝胞散，散则损胎（若阴分虚而阳精乘之，胞中必散，方是胎堕。然胞中若散，脉必散而不滑，今脉滑无虞也）。设复阳盛，双妊二胎，今阳不足，故令激经也（设阴阳俱盛必双胎，今气不足而血有余，非双胎，乃激经也）。

《产乳集》云：妊妇月信不绝而胎不损，问产科熊宗古，答云：此妇血盛气衰，其人必肥，既妊后月信常来而胎不动，若便以漏胎治之，则胎必堕，若不作漏胎治，则胎未必堕。宗古之言，诚为有见，然亦有未必因血盛者。荣经有风，则经血喜动，以风胜故也，则所下者非养胎之血，若作漏胎治，投以滋补，是实实也，胎岂有不堕？若知是风，专以一味风药投之，经信可止，即不服药，胎亦无恙。然亦有胎本不固，因房室不节，先漏而后堕胎者，须作漏胎治，又不可不审也。

沈按：妊娠经来与漏胎不同，经来是按期而至，来亦必少，其人血盛气衰，体必肥壮；漏胎或因邪风所迫，或因房室不节，血来未必按期，体亦不必肥壮。且漏胎之因，不尽风邪房室，更有血热肝火诸证，不可不察脉辨证。风入脉中，其脉乍大乍小，有时陇起。所云一味治风药，是举卿古拜散（即华佗愈风散，荆芥略炒为末，每服三钱，黑豆淬酒调服）。血热证必五心烦热，治以黄芩、阿胶凉血之药；肝火内动，脉必弦数，并见气胀腹痛，治以加味逍遥散（见崩证类）。房劳证脉必虚，宜人参；或虚而带数，宜六味汤。

虞天民曰：或问妊妇有按月行经而胎自长者，有三五个月间其血人下而胎不堕者，或及期而分娩，或逾月而始生，其理何欤？曰：按月行经而胎日[①]长者，名曰盛胎，其妇气血充盛，养胎之外，其血有余故也。有数月之胎而血大下，谓之漏胎，因事触胎，动其冲脉，故血下而不伤子宫也。然孕中失血，胎虽不堕，气血亦亏，多致逾月不产。曾见有十二三月、十七八月，或二十四五月生者，往往有之，俱是气血不足，胚胎难长故耳。凡十月之后未产者，当大补气血以培养之，庶无分娩之

① 日：清抄本作“自”。

患也。

李氏曰：胎漏自人门下血，尿血自尿门下血。

萧赓六云：胎漏下血，频出无时；尿血，溺时方下，不溺则不下。

沈按：尿血，小蓟饮子妙。

雄按：怀孕屡漏之后，气血耗伤，有迟至三四十月而生者。若妊娠带下多主生女，亦大不然也。吴酝香大令五令媳，素患带，婚后带益盛，继渐汛愆，医皆以为带所致也，久投温涩无效。余诊之脉甚滑数，以怀麟断，清其胎火而愈，及期果诞一男。

子淋　转胞

杰按：此"淋"字与俗所云赤淋"淋"字不同。彼指赤带言，系女精；此系指小水言也。

妊娠淋曰子淋，小便不出曰转胞。子淋小便频数，点滴而痛；转胞频数出少不痛。淋属肝经阴亏火炽，转胞因膀胱被胎压住。膀胱只有一口，未溺时其口向上，口端横一管，上半管即名下焦，下半管即是溺孔。未溺时膀胱之底下垂如瓶状，其口在上，与下焦直对，溺从下焦渗入，故曰下焦者，别回肠而渗入膀胱焉。欲溺时，大气举膀胱之底如倾瓶状，其口向下，从溺孔注出，故曰气化则能出矣。转胞一证，因胞大压住膀胱，或因气虚不能举膀胱之底。气虚者补气，胎压者托胎，若浪投通利，无益于病，反伤正气。

杰按：汪讱庵又谓胞系转戾，脐下急痛为转胞，溲或数或闭。二说小异。

子淋方

生地　阿胶　黄芩　黑山栀　木通　甘草

水煎服。

丹溪治一妊妇小便不通，令一妇用香油涂手，自产门入托起其胎，溺出如注，即用人参、黄芪、升麻大剂煮服。又治一妇转胞，用参、归煎服，探吐得愈。

沈按：讱庵载其方名参术饮，盖当归、熟地黄、芎䓖、芍药、人参、白术、留白陈皮、半夏、炙甘草，加姜煎，空心服。丹溪论曰：窘胞之病，妇之禀受弱者、忧闷多者、性躁急者、食味厚者多有之，古方用滑药鲜效。因思胞不自转，为胎被压，胎若举起，胞必自疏，水道自通矣。近吴宅宠人患此，脉似涩，重则弦。予曰：此得之忧患，涩为血少气多，弦为有饮。血少则胎弱不能举，气多有饮，中焦不清而溢，则胎避而就下。乃以上药与饮，随以指探喉中，吐出药汁，候气定，又与之而安。此恐偶中，后治数人皆效。

仲景云：妇人本肥盛，今反羸瘦，胞系了戾，但利小便则愈，宜服肾气丸，以中有茯苓故也。地黄为君，功在补胞。又法将孕妇倒竖，胎转而小便自通矣。

沈按：汪昂采《本事》安荣散，治子淋心烦闷乱，云：子淋，膀胱小肠虚热也。虚则不能制水，热则不能通利，故淋。心与小肠相表里，故烦闷。方用人参、甘草之甘以补虚；木通、灯草之渗、滑石之滑以通淋秘；肺燥则天气不降而麦冬能清之；肾燥则地气不升而细辛能润之；血燥则沟渎不濡而当归能滋之也。亦有因房劳内伤胞门、冲任虚者，宜八珍汤或肾气丸。

下利

《本草纲目》：妊娠下利，用鸡卵一个，乌骨者尤妙，开孔去白留黄，入漂铅丹五钱搅匀，泥裹煨透，研末，每服二钱，米饮下，一服效是男，两服效是女。曾试过有效有不效，然利即不止而腹痛必缓。

薛立斋云：一妊妇久利，用消导理气之剂，腹内重坠，胎气不安；又用阿胶、艾叶之类不应，用补中益气汤而安，继用六君子全愈。

又云：妊娠利下黄水，是脾土亏损，真气下陷也，宜补中汤。

雄按：此下利乃泄泻自利之证，若滞下赤白之痢证，仍当别治。

妊娠腹痛

《金匮》曰：妇人怀妊腹中㽲痛，当归芍药散主之。

当归三两　芍药一斤　茯苓四两　白术四两　泽泻半斤　芎䓖三两

上六味为散，取方寸匕酒和，日三服。

又曰：妊娠腹中痛为胞阻，胶艾汤主之。

芎䓖　阿胶　甘草各二两　艾叶　当归各三两　芍药四两　干地黄六两

上七味，水五升，清酒三升，合煮取三升，去渣，纳胶令消尽，温服一升，日三次[①]。

杰按：严氏用治胎动经漏，腰痛，腹满抢心，短气加黄芪。讱庵亦谓妊娠下血腹痛为胞阻，主此汤。

又按：又方阿胶一斤，蛤粉炒，艾叶数茎，亦名胶艾汤，治胎动不安，腰腹疼痛，或胎上抢心，去血腹痛。

又曰：怀妊六七月，脉弦发热，其胎愈胀，腹痛恶寒者，少腹如扇。所以然者，子脏开故也。当以附子汤温其脏。

附子　人参　白术　芍药　茯苓

《大全》云：妊娠四五月后，每常胸腹间气刺满痛，或肠鸣以致呕逆减食，此由忿怒忧思过度，饮食失节所致。蔡元度宠人有子，夫人怒欲逐之，遂成此病。医官王师复处以木香散，莪术、木香、甘草、丁香，盐汤下，三服而愈。

夏墓荡一妇，丰前桥章氏女也。己卯夏，章氏来请，云怀孕七个月，患三疟利疾。及诊，病者止云小便不通，腹痛欲死，小腹时有物垄起，至若利疾，昼夜数十起，所下无多，仍是粪水，疟亦寒热甚微。予思俱是肝病，盖肝脉环阴器抵小腹，肝气作胀，故小腹痛，溺不利，胀甚则数欲大便，肝病似疟故寒热，予议泄肝法，许其先止腹痛，后利小便，彼云但得如此即活，不必顾胎。予用川楝子、橘核、白通草、白芍、茯苓、甘草煎服，一剂腹痛止，小便利，四剂疟利尽除，胎亦不堕，以后竟不服药，弥月而产。

雄按：徐悔堂云：秣陵冯学园之内，久患痞痛，每发自脐间策策动，未几遍行腹中，疼不可忍，频年医治，不一其人，而持论各异，外贴膏药，内服汤丸，攻补温凉，备尝不效，病

① 次：原脱，据兰溪本补。

已濒危，谢绝医药。迨半月后病势稍减，两月后饮食如常，而向之策策动者，日觉其长，驯至满腹，又疑其鼓也，复为医治，亦不能愈。如是者又三年，忽一日腹痛几死，旋产一男，母子无恙而腹痞消。计自初病至产，盖已九年余矣。此等异证，虽不恒见，然为医者，不可不知也。

妊娠腰痛

《大全》曰：妇人肾以系胞，腰痛甚则胎堕，故最为紧要。若闪挫气不行者，通气散；肾虚者，青娥不老丸。总以固胎为主。

通气散方（《良方》） 破故纸瓦上炒香为末，先嚼胡桃一个，烂后，以温酒调服故纸末三钱，空心服。治妊娠腰痛不可忍，此药最神。（雄按：故纸性热妨胎，惟闪挫可以暂用，或但服胡桃较妥。）

薛立斋云：腰痛因肝火动者，小柴胡汤加白术、枳壳、山栀。

沈按：腰之近脊处属肾，两旁近季胁者属肝。

妊妇腹内钟鸣

《大全》：用鼠窟前后土为细末研，麝香酒调下，立愈。

腹内儿哭

《产宝》云：腹中脐带上疙瘩，儿含口中，因妊妇登高举臂脱出儿口，以此作声，令妊妇曲腰就地如拾物状，仍入儿口即止。又云：用空房中鼠穴土，同川黄连煎汁饮，亦效。

沈按：相传腹内钟鸣即是儿哭，今人治此，撒豆一把在地，令妊妇细细拾完即愈，此是妙法。

雄按：此譠言[①]也。王清任曰：初结胎无口时，又以何物吮血养生？既不明白，何不归而谋诸妇，访问的确再下笔，庶不贻笑后人。此说甚精。余尝谓身中之事而身外揣测，虽圣人亦不免有未必尽然之处。故拙案论证，但以气血寒热言之，固属弇陋[②]，实不敢以己所未信者欺人也。今春与杨素园大令言及从来脏腑之论，殊多可疑，杨侯叹曰：君可谓读书得间，不受古人之欺者矣。因出玉田王清任《医林改错》见赠，披阅之下，竟将轩岐以来四千余年之案，一旦全反，毋乃骇闻！然此公征诸目击，非讬[③]空言，且杨侯遍验诸兽，无不吻合，然则昔之凿凿言脏腑之形者，岂不皆成笑柄哉！然泰西《人身图说》一书，流入中国已二百余年，所载脏腑与王说略同，而俞理初[④]未见《改错》，过信古书，于《癸巳类稿》内沿袭旧讹，谓中外脏腑迥殊，且云外洋人睾丸有四枚，尤属杜撰欺人。

养胎

杰按：《金匮》云：怀身七月，太阴当养。以此见十月养胎之说，其来久矣。

---

① 譠（wèi 卫）言：不实之言。

② 弇（yǎn 演）陋：浅薄。

③ 讬：同“托”。

④ 俞理初：俞正燮（1775~1840 年），字理初，安徽黟县人，清代著名学者。

徐之才曰：妊娠一月名始胚，足厥阴肝脉养之；二月名始膏，足少阳胆脉养之；三月名始胞，手少阴心主胞络脉养之；四月始受水精以成血脉，手少阳三焦脉养之；五月始受火精以成气，足太阴脾脉养之；六月始受金精之气以成筋，足阳明胃脉养之；七月始受木精之气以成骨，手太阴肺脉养之；八月始受土精之气以成肤革，手阳明大肠脉养之；九月始受石精之气以成毛发，足少阴肾脉养之；十月五脏六腑皆具，俟时而生。

杰按:《人镜经》:惟手太阳小肠与手少阴心脉二经不养者，以其上为乳汁，下主月水也。

雄按：此亦道其常耳。有每妊不足月而产者，有必逾期而产者，有先后不等者，亦不为病也。惟产不足月而形有未备，或产虽足月而儿极萎小者，皆母气不足为病，再有身时须预为调补自然充备。余邻家畜一母鸡，连下数卵，壳皆软，邻以为不祥，欲杀之，余谓此下卵过多，母气虚也，令以糯米、蛇床子饲之，数日后下卵如常。推之于人，理无二致。

巢元方曰：妊娠受胎，七日一变，堕胎在三、五、七月者多，在二、四、六月者少。三月属心，五月属脾，七月属肺，皆属脏，脏为阴，阴常不足，故多堕耳。如在三月堕者，后孕至三月仍堕，以心脉受伤也，先须调心。五月、七月堕者亦然。惟一月堕者，人不知也。一月属肝，怒则多堕，洗下体，窍开亦堕。一次既堕，肝脉受伤，下次仍堕。今之无子者，大半是一月堕者，非尽不受胎也。故凡初交后最宜将息，勿复交接以扰子宫，勿令劳怒，勿举重，勿洗浴，又多服养肝平气药，则胎固矣。

丹溪曰：阳施阴化胎孕成，血气虚损，不足以荣养其胎则自堕，譬如枝枯则果落，藤萎则花堕；或劳怒伤情，内火便动，亦能动胎，正如风撼其树，人折其枝也。火能消物，造化自然，《病源》乃谓风冷伤子脏而堕，未得病情者也。有孕妇至三四月必堕，其脉左手大而无力，重取则涩，知血少也，止补中气使血自荣，以白术浓煎下黄芩末，数十剂而安。因思胎堕于内热而虚者为多，曰热曰虚，当分轻重。盖孕至三月，上属相火，所以易堕，不然黄芩、熟艾、阿胶，何谓安胎妙药耶？

方约之曰：妇人有娠则碍脾，运化迟而生湿，湿生热。丹溪用黄芩、白术为安胎圣药，盖白术健脾燥湿，条芩清热故也。但妊娠赖血养胎，方内四物去川芎佐之为尤备耳。

张飞畴曰：古人用条芩安胎，惟形瘦血热，营行过疾，胎常上逼者相宜。若形盛气衰，胎常下坠者，非人参举之不安；形实气盛，胎常不运者，非香砂耗之不安；血虚火旺，腹常急痛者，非归、芍养之不安；体肥痰盛，呕逆眩晕者，非二陈豁之不安。此皆治母气之偏胜也。若有外邪，仍宜表散，伏邪时气，尤宜急下，惟忌芒硝，切不可犯。

雄按：条芩但宜于血热之体，若血虚有火者，余以竹茹、桑叶、丝瓜络为君，随证而辅以他药，极有效。盖三物皆养血清热而息内风也。物之坚强莫如竹皮，《礼》云：如竹箭之有筠是也。皮肉之紧贴亦莫如竹，故竹虽篵[1]而皮肉不相离，实为诸血证之要药，观塞舟不漏可知矣。桑叶，蚕食之以成丝；丝瓜络，筋膜联络，质韧子坚，具包罗维系之形，且皆色青入肝，肝虚而胎系不牢者，胜于四物、阿胶多矣，惜未有发明之者。

王海藏云：安胎之法有二：如母病以致动胎者，但疗母则胎自安；若胎有触动以致母病者，安胎则母自愈。

---

① 篵（cōng 匆）：竹有病不堪用者。

丹溪云：有妇经住或成形未具，其胎必堕，察其性急多怒，色黑气实，此相火太盛，不能生气化胎，反食气伤精故也。

又曰：有妇经住三月后，尺脉或涩或微弱，其妇却无病，知是子宫真气不全，故阳不施，阴不化，精血虽凝，终不成形，或产血块，或产血泡也。惟脉洪盛者不堕。

胎动不安

血虚火盛，其妇必形瘦色黑，其胎常上逼者，宜条芩、阿胶。

杰按：前张飞畴说谓形瘦血热宜条芩，血虚火旺宜归、芍，此似将上二条并为一治，想须在胎上逼与腹急痛上分别，未知是否，存参。

气虚妇，体肥白，胎常下坠，宜人参。

杰按：体肥白是气虚证据，宜与张说参看。又思体肥白者未必皆气虚，必肥白而胎下坠，方是形盛气衰也，须辨，存参。

雄按：审属气虚欲堕者，补中益气法甚妙。

形气盛，胎常不运者，宜香砂。

痰气阻滞，体肥呕逆眩晕者，宜二陈汤。

怒气伤肝，加味逍遥散。

毒药动胎，白扁豆二两，生，去皮，为末，新汲水下（见厥逆门。须合参以辨其证）。

交接动胎，其证多呕，《产宝[1]》载《纲目》方：饮竹沥一升有验，人参尤妙。

---

① 产宝：清抄本作《产宝百问》。

筑磕着胎，恶露已下，疼痛不止，口噤欲绝，用神妙佛手散探之，若不损则痛止，子母俱安；若损胎立便逐下。即芎劳汤，治伤胎多神效。

胎动下血不绝欲死，《本草纲目》用蜜蜂蜡如鸡子大，煎三五沸，投美酒半升服，立瘥。冯云：神效，蜡淡而性涩，入阳明故也。

雄按：怀妊临月，并无伤动，骤然血下不止，腹无痛苦者，名海底漏，亟投大剂参、芪，十不能救其一二。此由元气大虚，冲脉不摄而营脱于下也。

王叔和云：胎病不动，欲知生死，令人摸之如覆盆者男，如肘颈参差起者女也。冷者为死，温者为生。

胎死腹中及胞衣不下[①]

《圣济总录》云：胞衣不下，急于胎之未生；子死腹中，危于胎之未下。盖胞衣未下，子与母气通其呼吸。若子死腹中，胞脏气寒，胎血凝沍，气不升降，古方多以行血顺气药，及硝石、水银、卤砂之类。然胎已死，躯形已冷，血凝气聚，复以至寒之药下之，不惟无益而害母命也，多矣！古人用药深于用意。子死之理有二端，用药寒温，各从其宜。如娠妇胎漏血尽子死者，有坠堕颠扑内伤子死者，有久病胎萎子死者。以附子汤进三服，使胞脏温暖，凝血流动，盖以附子能破寒气堕胎故也。若因伤寒热证、温疟之类，胎受热毒而死，留于胞中不下者，古人虑其胎受热毒，势必胀大难出，故用朴硝、水银、卤

① 胎死腹中及胞衣不下：此题原无，据兰溪本补。

硝之类，不惟使胎不胀，且能使胎化烂，副以行血顺气之药，使胎即下也。

热病胎死腹中，新汲水浓煮红花汁，和童便热饮，立效。(《本草经疏》)

妊病去胎，大麦芽一升，蜜一升，服之即下。(《千金》)

齐仲甫曰：堕胎后，血出不止，一则因热而行，一则气虚不能敛。泻血多者，必烦闷而死，或因风冷堕胎，血结不出，抢上攻心烦闷而死。当温经逐寒，其血自行。若血淋漓不止，是冲任气虚不能约制故也，宜胶艾汤加伏龙肝散。

雄按：有无故堕胎而恶露全无者，此血虚不能荣养，如果之未熟而落，血既素亏，不可拘常例而再妄行其瘀也。

问：何以知胎死？曰：面赤舌青，母活子死；面青舌赤，子活母死；面舌俱青，子母俱死。死胎坠胀瘀痛，亦与常产不同。

雄按：吴鞠通曰：死胎不下，不可拘执成方而悉用通法，催生亦然，当求其不下之故，参以临时所现之脉证若何，补偏救弊，而胎自下也。余谓诸病皆尔，不特下死胎也。

又按：《寓意草》有用泻白散加芩、桔，以下死胎之案，可见人无一定之病，病非一法可治，药无一定之用，随机应变，贵乎用得其当也。

又按：许裕卿治邵涵贞室，娠十七月不产，不敢执意凭脉，问诸情况，果孕非病。但云孕五月以后不动，心窃讶之，为主丹参一味，令日服七钱，两旬余胎下已死而枯。其胎之死，料在五月不动时，经年在腹，不腐而枯，如果实在树，败者必腐，亦有不腐者，则枯胎之理可推也。余谓此由结胎之后，生气不旺，未能长养，萎于胞中，又名僵胎。亦有不足月而自下者，并有不能破胞而自落者，余见过数人矣。若胎已长成，岂能死于腹中而不为大患，至年余而始下哉？惜许君言之未详也。丹参长于行血，专用能下死胎，凡胎前皆宜慎用。世人谓其功兼四物，以之安胎，因而反速其堕，而人不知之，余见亦多矣。

妊娠药忌①

又按：凡大毒大热，及破血、开窍、重坠、利水之药，皆为妊娠所忌。《便产须知》歌曰：蚖（青，即青娘子）斑（蝥）水蛭与虻虫，乌头附子及天雄。野葛水银暨巴豆，牛膝薏苡并蜈蚣。（三）棱莪（术）赭石芫花麝（香），大戟蛇蜕黄雌雄。砒石（火芒牙）硝（大）黄牡丹桂，槐花（子同此药，凉血止血，何以孕妇禁服，盖能荡涤子宫精浊也。）牵牛皂角同。半夏（制透者不忌）南星（胆制陈久者不忌）兼通草，瞿麦干姜桃（仁）木通。硇砂干漆蟹爪甲，地胆茅根与䗪虫。《本草纲目》续曰：乌喙侧子羊踯躅，藜芦茜（根厚）朴及薇衔。檵根茼茹葵花子，赤箭茼草刺猬皮。鬼箭红花苏方木，麦蘖常山蒺藜蝉。锡粉卤砂红娘子（即葛上亭长），硫黄石蚕并蜘蛛。蝼蛄衣鱼兼虫析蜴，桑蠹飞生暨樗鸡。牛黄犬兔驴马肉，鳝鳝虾蟆鳖共龟。余又补之曰：甘遂没药破故纸，延胡商陆五灵脂。姜黄葶苈穿山甲，归尾灵仙樟（脑）续随。王不留行龟鳖甲，麻黄（川）椒（神）曲伏龙肝。珍珠犀角车前子，赤芍丹参益（母）射干。泽泻泽兰紫草郁（金），土瓜（根）滑石（自犀角至此，虽非伤胎之药，然系行血通窍之品，皆能滑胎，凡胎元不足及月份尚少

① 妊娠药忌：此题原无，据兰溪本补。

者，究宜审用。余性谨慎，故用药如是。设有故无殒不在此例）及紫葳（即凌霄花）。又《外科全生集》云：娠妇患疮疡，虽膏药不宜擅贴，恐内有毒药能堕胎也。夫外治尚宜避忌，况内服乎？故妇人善饮火酒者，每无生育，以酒性热烈能消胎也。附及之以为种玉者告。

附：泰西[1]诸说（见《合信氏全体新论》）

女子尻骨盘内前为膀胱，中为子宫，后为直肠。膀胱溺管一寸，其下为阴道，即产门也。产门肉理横生，可宽可窄，其底衔子宫之口，阴水生焉。

子宫状若番茄，倒挂骨盆之内，长二寸，底阔一寸三分，内空为三角房，一角在口，两角在底。底角有小孔，底孔有二筋带悬之，此带无力，即有子宫下坠之忧。受胎之后，渐大而圆，七月至脐上，九月至胸下，娩后复缩小。

子宫之底，左右各出子管一支，与小孔通，长二寸半，垂于子核之侧，不即不离。子核者，在子宫左右离一寸，向内有蒂，与子宫相连，向外有筋带，与子管相系，形如雀卵，内有精珠十五粒至十八粒不等，内贮清液，是为阴精，女子入月之年，精珠始生，至月信绝，其珠化为乌有。

男精入子宫，透子管，子管罩子核，子核咸动，精珠迸裂，阴阳交会，复入子宫结成胚珠，子管渐大，胚珠渐行，数日之内行至子宫，生胶粒以塞子宫之口，是谓受胎。雄按：有子宫不受男精者，事后必溢出，终身不孕，殆即核无精珠故耶。

---

① 泰西：犹极西，旧时泛指西方国家。

子核之内，裂一珠成一孕，裂双珠即孪生。若子宫受病，子管闭塞，子核有恙，核无精珠者，皆不受孕。

受孕而胚珠生，十二日生毛，内涵清水，有两小物浮其中，一圆一长，长者人也，积日弥大，圆者养胚之物也，积日弥小，胎盘生，此物即无矣；二十日胚形如大蚁；三十日如牛蝇，长四分，身骨可辨，且有眼膜；三十五日脐带生；四十二日胚有口；四十五日初见四肢；六十日手足全，骨点始生，上有耳鼻，下有肛门，是为受形之始，长一寸；六十五日始生脏腑；九十日见全形，男女可辨，长二寸，胎盘成；至四月，内外皆备，长四寸；五月胎动；六月长六寸，发甲生；七月长八寸，骨节粗成；八月长尺一寸，睾丸由腹落入囊；九月目始开，长尺二寸；十月胎足。

婴儿在胎，肺小肝大，不须呼吸地气，故血之运行与出世不同。妊胎二十日，心已成模，初见一管，渐分两房，渐成四房，上两房有户相通。（此出世后不通。）胎儿之血来自胎盘，由脐带入，一半入肝，肝逆入心，一半入回血总管，上达心右上房，即过左上房，（此出世后不通。）而落左下房，入血脉总管，先上两手头脑之内，由回管返心右下房，即自入肺管诱血脉总管之拱，（此出世后不通。）然后落下身两足。儿必上大下小，以上身先受赤血也。于是复出脐带而达胎盘，改换赤血，轮流不息。盖以胎盘为肺用也，出世后呱呱以啼，肺即开张以呼吸，而心左右两通之户即闭塞，若不闭，紫血与赤血并，儿即死而身青矣。（雄按：《人身图说》云：胎居子宫，以脐带吸取母血以养之，有如树木以根吸取土湿。）

胎盘俗名胞衣，乃胚珠之毛粘子宫内膜而生，其毛渐变为血管，三月成盘，形圆，径五寸，厚一寸，其体半为孕妇血管，半为胎儿血管。孕妇脉管甚大，衔接儿血管渗泄精液以养之，脐带一头连胎盘，一头连儿脐，中空成管，外有两脉管绕之。儿生之后，母子血管截然分张，或有胎盘未离，血管半断，则血暴下。

乳者赤血所生，乳头之管渐入渐分，如树分枝，行至乳核，即与血脉管相接，乳汁由是化成。月水乃子宫所生之液，以备胎孕之需，非血也。（雄按：所云非血者，言非灌输脉络荣养百骸之常血，故无孕之时，可以按月而行，然亦借气血以生化，故气血衰则月水少，若月水过多，则气血亦耗也。）

禽不雄而卵，伏而不孵。蛙蛤之属，常[1]雌出卵，雄出其精以护之，身负而行，精不入腹。蚯蚓雌雄相交，两皆成孕。草木以中心为雌，花须为雄，风吹须粉散落于花心，胶液接之，乃能含仁结子，若去其须即不实。（雄按：螣蛇听而有孕，白鹭视而有胎，造化之理无穷，总不外乎气相感而成形也。《新论》又云：中外之人，貌有不同。而脏腑气血无不同者，且说理最精，并非虚揣空谈，爰录如上，以资参考。惟产育有不止十八胎者，其精珠之数似未可泥。）

---

① 常：清抄本作“当”。

卷　下

产

杰按:《济生产经》曰：胎前之脉贵实，产后之脉贵虚。胎前则顺气安胎，产后则扶虚消瘀，此其要也。丹溪云：产后脉洪数，产前脉细小涩弱，多死。怀妊者，脉主洪数，已产而洪数不改者，多主死。

杨子建《十产论》：一曰正产，二曰伤产，未满月而痛如欲产，非果产也，名为试月，遽尔用力，是谓伤产。三曰催产，正产之候，悉见而难产，用药催之，是谓催产。四曰冻产，冬产血凝不生。五曰热产，过热血沸，令人昏晕。六曰横产，儿身半转，遽尔用力，致先露手，令稳婆徐推儿手，使自攀耳。七曰倒产，儿身全未得转，即为用力，致先露足，令稳婆推足入腹。八曰偏产，儿未正而用力所致。九曰碍产，儿身已顺，不能生下，或因脐带绊肩，令稳婆拨之。十曰坐产，急于高处系一手巾，令母攀之，轻轻屈足坐身可产。十一曰盘肠产，临产母肠先出，然后儿生。产后若肠不收，用醋半盏、新汲水七分和匀，噀[①]产母面，每噀一缩，三噀尽收。孕妇止腹痛未必

① 噀（xùn 迅）：喷。

产，连腰痛者将产，胞系于肾故也。腹痛试捏产母手中指中节，或本节跳动，方临盆即产。

雄按：中指跳动，亦有不即产者，更有腰腹不甚痛，但觉酸坠而即产者。

儿未生时，头本在上，欲生时转身向下，故腹痛难忍，此时妇当正身宽带仰卧，待儿头到了产户，方可用力催下。若用力太早，或束肚倚著，儿不得转身，即有横生、逆生、手足先出之患。

许叔微曰：有产累日不下，服药不验，此必坐草太早，心惧而气结不行也。经云：恐则气下，恐则精怯。怯则上焦闭，闭则气逆，逆则下焦胀，气乃不行，得紫苏饮一服便产。（方见子悬门。）

雄按：难产自古有之，庄公寤生，见于《左传》。故先生如达，不坼不副[①]，诗人以为异征，但先生难而后生易，理之常也，晚嫁者尤可必焉。然亦有虽晚嫁而初产不难者；非晚嫁而初产虽易，继产反难者；或频产皆易，间有一次甚难者；有一生所产皆易；有一生所产皆难者。此或由禀赋之不齐，或由人事之所召，未可以一例论也。谚云：十个孩儿十样生，至哉言乎！若得儿身顺下，纵稽时日，不必惊惶，安心静俟可耳。会稽施圃生茂才诞时，其母产十三日而始下，母子皆安。世俗不知此理，稍觉不易，先自慌张。近有凶恶稳婆，故为恫吓，妄施毒手，要取重价，脔而出之，索谢去后，产母随以告殒者有之。奈贸贸者尚夸其手段之高，忍心害理，惨莫惨于此矣。设果胎不能下，自有因证调治诸法，即胎死腹中，亦有可下之方，

① 先生如达，不坼不副：语出《诗经·大雅·生民》。妇人首产一般多难，此言首生之易也。

自古方书未闻有脔割之刑，加诸投生之婴儿者，附识于此，冀世人之憬然悟，而勿为凶人牟利之妖言所惑也。但有一种骡形者，交骨如环，不能开拆，名锁子骨，能受孕而不能产。如怀娠，必以娩难死，此乃异禀，万中不得其一。如交骨可开者，断无不能娩者也。方书五种不孕之所谓螺者，即骡字之讹也。盖驴马交而生骡，纯牝无牡，其交骨如环无端，不交不孕，禀乎纯阴，性极驯良而善走，胜于驴马，然亦马之属也。《易》曰：坤为马，行地无疆，利牝马之贞，皆取象于此之谓也。人赋此形，而不能安其贞，则厄于娩矣。

催产神方 治胎浆已出，胎不得下，或延至两三日者，一服即产。（屡用有神效。）

当归四钱 人参一钱 牛膝二钱 川芎一钱 龟板三钱 赭石三钱，研 肉桂一钱，去皮 益母二钱

水煎服。

雄按：此方极宜慎用，夏月尤忌，必审其确系虚寒者，始可服之。通津玉灵汤最妙，余用猪肉一味，煎清汤服，亦甚效。

如神散 路上草鞋一双，名千里马，取鼻梁上绳洗净烧灰，童便和酒调下三钱，神验。

武叔卿《济阴纲目》云：于理固难通，于用实灵验。按千里马得人最下之气，佐以童便之趋下，酒性之行血，故用之良验。此药不寒不热，最是稳剂。

雄按：催生药不宜轻用，必胎近产门而不能即下，始可用之。又须量其虚实，或补助其气血，或展拓其机关，寒者温行，热者清降，逆者镇坠，未可拘守成方而概施也。

《妇人良方》曰：加味芎归汤入龟板，治交骨不开。醋、油

调滑石，涂入产门，为滑胎之圣药。花蕊石散治血入胞衣，胀大不能下，或恶露上攻。蓖麻子治胎衣不下。佛手散治血虚危证。清魂散治血晕诸证。失笑散治恶露腹痛，不省人事。平胃散加朴硝，为腐死胎之药。

杰按：佛手散亦下死胎。胎死先宜服此，不伤气血。服此不下，次用平胃、朴硝可也。

冻产治验：刘复真治府判女，产死将殓，取红花浓煎，扶女于凳上，以绵帛蘸汤盦[①]之，随以浇帛上，以器盛之，又暖又淋，久而苏醒，遂产一男。盖遇严冬血凝不行，得温故便产也。

逆产足先出，用盐涂儿足底；横产手先出，涂儿手心。

杰按：盐螫手足，痛便缩入，俗乃谓之讨盐生也。

胞衣不下

急以物牢扎脐带，坠住使不上升，然后将脐带剪断，使血不入胞，萎缩易下。若未系先断，胞升凑心必死。

杰按：《保生录觉》：胎衣不下，产妇用自己头塞口中，打一恶心即下，切须放心，不可惊恐，不可听稳婆妄用手取，多致伤生。又以草纸烧烟熏鼻，即下。

芒硝三钱，童便冲服立效。（俞邃良先生目睹。）

松郡一老稳婆，包医是证。自带白末药一包，买牛膝二两同煎，去渣，冲童便半杯服，立下。（白末药定是元明粉，元明粉即制朴硝也。）

---

① 盦：同“盫（ān 安）”，覆盖。

产后喜笑不休

一老妪云：产时被侍者挟落腰子使然。用乌梅肉二个，煎汤服，立效。（嘉郡钱邻哉目睹。）

恶露过多不止

伏龙肝二两，煎汤澄清，烊入阿胶一两服。如不应，加人参。

恶露不来

轻则艾叶及夺命散，重则无极丸，寒凝者，肉桂、红花等药，并花蕊石散。

雄按：产后苟无寒证的据，一切辛热之药皆忌。恶露不来，腹无痛苦者，勿乱投药饵，听之可也。如有疼胀者，只宜丹参、丹皮、元胡、滑石、益母草、山楂、泽兰、桃仁、归尾、通草之类为治，慎毋妄施峻剂，生化汤最勿擅用。

九窍出血

《汇补》云：九窍出血，死证恒多，惟产后瘀血妄行，九窍出血，有用逐瘀之药而生者，不可遽断其必死。此是阅历后之言，不可忽略，虽无方药，其法已具。

黑气鼻衄

郭稽中云：产后口鼻黑气起及鼻衄者，不治。盖阳明为经脉之海，口鼻乃阳明所见之部，黑气鼻衄，是营卫散乱，营气先绝，故不治。薛立斋云：急用二味参苏饮加附子，亦有得生者。

眩晕昏冒

去血过多者，宜重用阿胶，水化，略加童便服。

血去不多者，宜夺命散。没药去油二钱，血竭一钱，共研末，分两服，糖调酒下。（二条宜与前恶露过多二条参看。）

钱姓妇，产后发晕，两日不醒，产时恶露甚少，晕时恶露已断。伊夫向邻家讨琥珀散一服，约重二钱许，酒调灌下即醒。其药之色与香，俱似没药，大约即是血竭、没药之方。

庚辰春，吕姓妇分娩，次日患血晕，略醒一刻，又目闭头倾，一日数十发，其恶露产时不少，今亦不断，脉大，左关弦硬，用酒化阿胶一两，冲童便服。是夜晕虽少减，而头汗出，少腹痛有形，寒战如疟，战已发热更甚，投没药血竭夺命散二钱，酒调服，寒热、腹痛、发晕顿除，惟嫌通身汗出，此是气血已通而现虚象，用黄芪五钱、炒归身二钱、甘草一钱、炒枣仁三钱、炒小麦五钱、大枣三个，煎服，汗止而安。

雄按：恶露虽少，而胸腹无苦者，不可乱投破瘀之药。今秋周鹤庭室人，新产眩晕，自汗懒言，目不能开，乃父何新之视脉虚弦浮大，因拉余商治。询其恶露虽无，而脘腹无患，乃投以牡蛎、石英、龟板、鳖甲、琥珀、丹参、甘草、红枣、小麦之剂，覆杯即减，数日霍然。此由血虚有素，既娩则营阴下夺，阳越不潜。设泥新产瘀冲之常例，而不细参脉证，则杀人之事矣。

发狂谵语

恶露不来者是血瘀，宜无极丸；恶露仍通者是痰迷，宜六神汤。半夏曲一钱，橘红一钱，胆星一钱，石菖蒲一钱，茯神一钱，旋覆花一钱，水煎，滤清服。

一成衣妇，产后半月余发狂，打骂不休，其夫锁之磨上，余付无极丸六钱，分两服酒下，服毕即愈。越四五日复发，又与六服，后不复发。

丁姓妇，产后神昏，谵语如狂，恶露仍通，亦不过多，医者议攻议补不一。金尚陶前辈后至，诊毕曰：待我用一平淡方吃下去看。用杜刮橘红、石菖蒲等六味，一剂神气清，四剂霍然。此方想是屡验，故当此危证，绝不矜持。归语舍弟赓虞，答曰：此名六神汤。余未考其所自。

甲戌孟春，钱香树先生如君[①]，产后微热痞闷，时时谵语，恶露不断。余用理血药不应，改用六神汤四剂，病去如失。

不能语

武叔卿曰：热痰迷心使然。

胆星一钱　橘红一钱　半夏一钱五分　石菖蒲一钱　郁金一钱

水煎，入竹沥一调羹，生姜汁三小茶匙服。按：神昏不语，

① 如君：旧时称他人之妾之辞。

有虚有实，当参旁证及脉。

声哑

按：属肾虚，补肾之中宜兼温通。

元生地四钱　茯苓二钱　山药一钱五分，炒　归身二钱　肉桂五分　远志肉五分，炒

水煎服。

呃逆

虚脱恶候，人参送黑锡丹，十全一二。

杰按：姜用川《采萃》一册载：黑铅乃水之精，入北方壬癸。凡遇阴火冲逆，真阳暴脱，气喘痰鸣之急证，同桂、附回阳等药用之，立见奇功，即《经》云重剂是也。

又按：姜又载：何惟丹先生呃逆治验方云：伤寒呃逆，声闻数家者，用刀豆子数粒，瓦上煅存性为末，白汤调下二钱，立止。又《本草纲目》云：病后呃逆，刀豆连壳烧服。姜云：此方宜入旋覆代赭汤。

喘

沈按：有脱闭二证，下血过多者是脱证，喉中气促，命在须臾，方书虽有参苏饮一方，恐不及待。恶露不快者是闭证，投夺命丹可定。如不应，当作痰治。此皆急证。更有一种缓者，娄全善所云：产后喘者多死。有产二月洗浴，即气喘坐不得卧

者，五月恶风，得暖稍缓，用丹皮、桃仁、桂枝、茯苓、干姜、枳实、厚朴、桑皮、紫苏、五味、瓜蒌煎服即卧，其疾如失。作污血感寒治也。按此亦是痰证，所以能持久，痰滞阳经，所以恶寒。方中着力在瓜蒌、厚朴、枳实、桂枝、茯苓、干姜、五味数味，余皆多赘。

发热

沈按：产后发热，所因不同，当与证参看，感冒者鼻塞，亦不可过汗，经有夺血无汗之禁，只宜芎归汤。停食者嗳腐饱闷，宜平剂消食。血虚发热无别证者，脉大而芤，宜归、芪。阴虚者烦渴脉细，宜生地、阿胶。更有一种表热里寒，下利清谷，烦渴恶热，脉微细者，此少阴危证，宜四逆汤。

雄按：暴感发热，可以鼻塞验之。苟胎前伏邪，娩后陡发者，何尝有头疼鼻塞之形证乎？虽脉亦有不即显露者，惟舌苔颇有可证，或厚白而腻，或黄腻黄燥，或有赤点，或微苔舌赤，或口苦，或口渴，或胸闷，或溲热，此皆温湿、暑热之邪内蕴，世人不察，再饮以糖、酒、生化汤之类，则轻者重，而重者危，不遇明眼，人亦但知其产亡，而不知其死于何病，误于何药也。我见实多，每为太息。其后条之乍寒乍热，亦当如是谛察，庶免遗人夭殃也。

乍寒乍热

武叔卿曰：血闭于阳经，荣卫行之不通则寒；血闭于阴经，荣卫行之不通则热，必瘀通而后寒热自已。

仲景曰：病有洒淅恶寒而复发热者，阳脉不足，阴往乘之；阴脉不足，阳往乘之。

沈按：前条是瘀血，后条是阴阳相乘，甚则俱有战栗者。治瘀血宜夺命丹，调补阴阳，轻则归、芪、建中，重则桂、附、八味。

头汗

王海藏云：头汗出至颈而还，额上偏多，盖额为六阳之会，由虚热熏蒸而出也。

沈按：汗出不止，属气血两虚。黄芪（炒）五钱，白芍（酒炒）三钱，归身二钱，枣仁（炒）二钱，甘草（炒）一钱，小麦（炒）三钱，南枣肉三钱，煎服神效。（与眩晕内吕姓妇一按参证。）

泄泻

乙亥初夏，傅木作妇，产时去血过多，随寒战汗出，便泻不止。余用大剂真武，干姜易生姜，两剂，战少定而汗泻如故，又服两日，寒战复作。余用补中汤无人参加附子两剂，病者云：我肚里大热，口渴喜饮，然汗出下利寒战仍不减，正凝神思虑间，其母曰：彼大孔如洞，不能收闭，谅无活理。余改用黄芪五钱炒，北五味四钱捣，白芍二钱炒，归身一钱五分炒，甘草一钱五分炒，茯苓二钱，山药二钱，大枣三个，一剂病减，四剂而愈。

雄按：观此案则可见气虚不能收摄者，宜甘温以补之，酸涩以收之，不可用辛热走泄以助火而食气也。

邹氏妇产后便泄，余用参附温补药未效，新城吴敬一诊云：虚寒而兼下陷，用补中益气加熟地、茯苓、桂、附，应手取效。以是知方论内言下虚不可升提，不尽然也。

陆姓妇产后三日发疹，细而成粒，不稀不密，用荆芥、蝉蜕、黏子[①]等药一剂，头面俱透，越一日渐有回意，忽大便溏泄数次，觉神气不宁，问其所苦，曰热曰渴，语言皆如抖出，脉虚细数有七至。我师金大文诊之曰：此阳脱证也，属少阴。用生附子（三钱水洗略浸，切片熯[②]如炒米色），炮干姜八分，炒甘草一钱，炒白芍一钱五分，水煎，冲入尿一调羹，青鱼胆汁四小茶匙（因夜中无猪胆，故以此代，即羊胆亦可）。服毕即睡，觉来热渴俱除，续用黄芪建中汤加丹参、苏木，二剂而安。

产后恶露不行，余血渗入大肠，洞泄不禁，或下青黑物，的奇散极验。荆芥大者四五穗，于盏内燃火烧成灰，不得犯油火，入麝香少许研匀，沸汤一两呷调下。此药虽微，能愈大病，慎弗忽视。

《千金》胶蜡汤治产后利。黄蜡二碁[③]子大，阿胶二钱，当归二钱半，黄连三钱，黄柏一钱，陈米半升，煎汤，煎药服。

便秘

《金匮》云：亡津液，胃燥故也。

沈按：当用当归、肉苁蓉、生首乌、麻仁、杏仁，不应，用麻仁丸四五十丸。

---

① 黏子：即牛蒡子。

② 熯（hàn汉）：烘烤。

③ 碁：同“棋”。

头痛

沈按：阴虚于下，则阳易升上，致头痛者，童便最妙。褚侍中云：童便降火甚速，降血甚神，故为疗厥逆头疼之圣药。若血虚受风，宜一奇散，即芎归汤也。

薛案载一产妇头痛，日用补中益气已三年，稍劳则恶寒内热，拟作阳虚治，加附子一钱于前汤中，数剂不发。

胃脘痛　腹痛　少腹痛

沈按：有血瘀、血虚、停食、感寒、肝气之异。手按痛减者，血虚也；按之痛增者，非停食即瘀血，停食则右关脉独实，且有嗳哺气，瘀血则所下恶露必少；得热即减者，感寒也。至若厥阴肝脉抵小腹挟胃，又为藏血之脏，血去肝虚，其气易动，一关气恼，陡然脘腹大痛。治法：血虚宜归、芪、建中；消食惟楂肉炭最妙，兼和血也；消瘀宜夺命散；感寒者，轻则炮姜、艾叶，重则桂、附、茱萸；肝气作痛，养血药中加川楝、橘核，苦以泄之，重则乌梅丸，辛散、酸收、苦泄并用。

杰按：一妇产后腹痛，令其夫以手按之，小腹痛尤甚，下恶露而痛仍不减，知其非瘀，乃燥粪也。予药一剂，大便润下而愈。姜用川治验：炮姜五分，丹皮二钱，归身三钱，川芎一钱五分，山楂二钱炒，枳壳一钱五分炒，麻仁二钱杵烂，桃仁泥二钱，生地二钱，炙甘草四分，加研烂松子仁五粒。

萧赓六云：下血过多，肝经血少腹痛，其脉弦者，以熟地、萸肉为君，加白芍、木瓜、蒺藜，一剂可止。有难产久坐，风入胞门，致腹痛欲绝，其脉浮而弦。续断一两，防风五钱，服之立愈。

腹中虚痛　胸项结核

薛按：一产妇腹中有物作痛，投破气行血药尤甚，肢节、胸项各结小核，隐于肉里，此肝血虚也。盖肝为藏血之脏而主筋，血虚则筋急而挛，见于肢节、胸项者，以诸筋皆属于节，而胸项又肝之部分也。用八珍、逍遥、归脾加减治验。

小腹痛瘀血成脓

薛案载一产后小腹作痛，行气破血不应，脉洪数，此瘀血成脓也。用瓜子仁汤二剂痛止，更以太乙膏下脓而愈。产后多有此证，虽非痈，用之神效。脉洪数，已有脓；脉但数，微有脓；脉迟紧，但有瘀血，尚未成脓，下血即愈。若腹胀大，转侧作水声，或脓从脐出，或从大便出，宜用蜡矾丸、太乙膏及托里散。凡瘀血宜急治，缓则化为脓，难治。若流注关节，则患骨疽，失治多为坏证。

雄按：《古今医案》载一妇产后恼怒，左少腹结一块，每发时小腹胀痛，从下攻上，膈间乳上皆痛，饮食入胃即吐，遍治不效。叶香岩用炒黑小茴一钱，桂酒炒当归二钱，自制鹿角霜、菟丝子各一钱五分，生楂肉三钱，川芎八分，水煎送阿魏丸七分，八剂而愈。次用乌鸡煎丸，原方半料，永不复发。又云：消积之方，如桃仁煎用大黄、虻虫、芒硝，东垣五积丸俱用川乌、巴霜，《局方》圣散子、三棱煎丸俱用硇砂、干漆，此皆峻厉之剂，用而中病，固有神效。若妄试轻尝，鲜不败事。试阅叶案积聚门，并无古方狠药，如《千金》硝石丸，人参、硝黄并用，丹溪犹以为猛剂，学者但将丹溪治积聚诸案细绎，自有悟处。而黑神丸生熟漆并用，尤勿轻试。每见服之误事，因思漆身为癞之言，则飞补之说，其可惑乎？

腰痛

《大全》产后恶露方行，忽然断绝，腰中重痛下注，两股痛如锥刺入骨，此由血滞经络，不即通之，必作痈疽，宜桃仁汤、五香连翘汤。

沈按：前方不稳，不若用桃仁、红花、地龙、肉桂、没药、当归为妥。

如神汤治瘀血腰痛。延胡、当归、肉桂等份，水煎服。

沈按：腰痛不见前证者，多属肝肾虚，宜当归、杜仲、补骨脂之类。

遍身疼痛

薛云：以手按之痛甚者，血滞也；按之痛缓者，血虚也。

浮肿

沈按：产后浮肿，先要分水病、气病。水病皮薄色白而亮，如裹水之状；气病皮厚色不变。经云：肾者，胃之关也。关门不利，聚水生病。盖产后肾气必损，胃底阳微，不能蒸布津液，通调水道，此聚水之由也，宜肾气汤丸。是证皮薄色白可证。

人身营卫之气通则平，滞则胀，顽痰瘀血，皆能阻滞气道作肿，是证皮厚色不变，以脉弦者为痰，脉结或芤者为血分证，分别论治用药。更有一种血虚而致气滞者，其肿不甚，色带淡黄，宜归身为君，佐以白术、陈皮、茯苓之类。

咳嗽

一妇妊七八个月，痰嗽不止，有时呕厚痰数碗，投二陈、旋覆不应，用清肺滋阴愈甚，遂不服药，弥月而产，痰嗽如故，日夜不寐。三朝后二陈加胆星、竹沥，吐出厚痰数碗，嗽仍不止，更用二陈加旋覆、当归，少减，稍可吃饭。因嗽不减，痰渐变薄，加入生地四钱，食顿减，嗽转甚，通身汗出，脉象微弦，用归身三钱、茯苓二钱、炒甘草一钱、紫石英三钱，因汗欲用黄芪，因嗽又止，推敲半晌，仍用炒黄芪三钱，一服汗止而嗽亦大减，十剂而安。

口眼㖞斜

丹溪云：必须大补气血，然后治痰，当以左右手脉分气血多少治之，切不可作中风治，用小续命汤治风之药。

腰背反张

薛云：产后腰背反张，肢体抽搐，因亡血过多，筋无所养使然，大补气血，多保无虞。若发表驱风，百不全一。

武叔卿云：寒主收引，项背强直，寒在太阳经也，诸家皆主续命汤，此古法也。郭氏不问产后虚实，邪之有无，概用续命，似觉一偏。至薛氏专主亡血过多，非十全大补不可，是或一见。乃《夷坚志》按以大豆紫汤、独活汤而愈，亦主于风矣，是续命固不为妄也。但本方有麻黄、附子，气血两虚人不可轻用，而郭氏论又嘱人速灌取汗而解，偏不以麻黄为忌，何也？二说俱不可废，临诊时详之。

沈按：仲景论腰背反张为痉，无汗者名刚痉，主以葛根汤；有汗者名柔痉，主以桂枝加葛根汤。桂枝汤乃治风主方，故有汗之痉属风；葛根汤中用麻黄，麻黄乃散寒主药，故无汗之痉属寒。仲景治少阴伤寒未见吐利之里证者，用麻黄附子细辛汤、麻黄附子甘草汤微发汗。盖寒邪乘少阴之虚而欲入，急以附子保坎中之阳，而以麻黄散外感之寒，真神方也。小续命汤虽非仲景之制，方中用此二味，正见攻守相须之妙。而叔卿反云：麻、附二味，气血两虚者不可轻用，假使除却麻黄，何以散客寒？除却附子，何以保真阳？特不可用于有汗之柔痉耳。有汗柔痉，更有两种，一则因虚而受外来之风，一则血虚则筋急，并无外感之风。有风者，虽汗出必然恶风，主以华元化愈风散；只血虚而无风者，必不恶风，纯宜补血。

又按：人身气血之外，更有真阳、真阴藏在坎中，亦立命之根基。胎系于肾，肾司二阴，产育之时，下焦洞辟[1]，坎中阴阳有不大损者乎？况背后夹脊四行，俱太阳经脉，太阳之里即是少阴，脊里一条是督脉，亦隶少阴，此脉急缩，与少阴大有关会，此用麻兼用附之深意也。使置此不讲，徒执气虚、血虚以治产后百病，业医亦觉太易矣。

---

① 辟：原作“间”，据清抄本改。

小续命汤 治产后中风，身体缓急，或顽痹不仁，或口眼㖞斜，牙关紧急，角弓反张。

防风一钱 麻黄去节 黄芩 白芍 人参 川芎 防己 肉桂各七分 附子炮 杏仁各五分 甘草四分，炙

加生姜，水煎服。

华佗愈风散 治产后中风口噤，牙关紧闭，手足瘛疭如角弓状。亦治产后血晕，不省人事，四肢强直，或心眼倒筑，吐泻欲死，此药清神气、通血脉，其效如神。

荆芥（略炒）为末，每服三钱，黑豆淬酒调服，童便亦可。口噤擀开灌之，或吹鼻中。

李濒湖曰：此方诸书盛称其妙，姚僧坦《集验方》以酒服，名如圣散，药下可立效。陈氏方名举卿古拜散。萧存敬方用古老钱煎汤服，名一捻金。许叔微《本事方》云：此药委有奇效神圣之功。一产后睡久，及醒则昏昏如醉，不省人事，医用此药及交加散，云服后当睡，必以左手搔头，用之果然。昝殷《产宝方》云：此病多因怒气伤肝，或忧气内郁，或坐草受风而成，宜服此药。戴氏《证治要法》名独行散，贾似道《悦生随抄》呼为再生丹。（《指迷方》加当归等份。）

沈云：丁丑三月，练塘金虞旬第四媳，产后变证，伊郎来请，先述病状，云上年十月生产甚健，至十二月初旬，面上浮肿，驱风不应，加麻黄三帖，通身胀肿，小便不利，更用五皮杂治，反加脐凸，更用肉桂、五苓，小便略通，胀亦稍减，续用桂附八味，其肿渐消，惟右手足不减，忽一日口眼歪斜，右[①]手足不举，舌不能言，因作血虚治，变为俯不得仰，数日后吐黑血盈盂，吐后俯仰自如，旬余复不能仰，又吐黑血而定，

① 右：原作“左”，据清抄本改。

投以消痰，忽然口闭目开如脱状，伊母一夜煎人参三钱，灌之得醒，醒来索饭吃一小杯，近日又厥，灌人参不醒，已三昼夜矣，余遂往诊。右手无脉，因肿极不以为怪，左脉浮取亦无，重按则如循刀刃。余曰：此是实证，停参可医。遂用胆星、半夏、石菖蒲、橘皮、天虫、地龙、紫草水煎，入竹沥、姜汁，一剂知，四剂手足能举，不换方，十二剂能出外房诊脉，诸病悉退，惟舌音未清，仍用前方而愈。金问奇病之源，余曰：人身脏腑接壤，受胎后腹中遂增一物，脏腑之机括为之不灵，五液聚为痰饮，故胎前病痰滞居半，《千金》半夏茯苓汤所以神也。至临产时痰涎与恶血齐出，方得无病。若止血下而痰饮不下，诸病丛生，故产后理血不应，六神汤为要药。此证初起不过痰饮阻滞气道作肿，血本无病，用五苓，肾气肿减者，痰滞气道得热暂开故也。久投不已，血分过热，致吐血两次。至若半身不遂，口眼歪斜，舌络不灵，俱是痰滞经络见证，即厥亦是痰迷所致，并非虚脱，故消痰通络，病自渐愈，何奇之有？

雄按：此等卓识，皆从阅历而来。朱生甫令郎仲和之室，娩后患此，医治不能除根，再产亦然，延已数年，继复怀妊，病发益频，余用大剂涤痰药服月余，产后安然，病根竟刈。

震泽一妇，产后十余日，延我师金大文诊视，余从。据述新产时证似虚脱，服温补药数剂，近日变一怪证，左边冷，右边热，一身四肢尽然，前后中分，冷则如冰，热则如炭，鼻亦如之，舌色左白右黑。师问曰：此是何病？用何方治？余曰：书未曾载，目未曾睹，不知应用何方？师曰：奇证当于无方之书求之。经不云乎：左右者，阴阳之道路也。阴阳者，水火之征兆也。败血阻住阴阳，升降道路不能旋转，阳盛处自热，阴盛处自寒，所以偏热偏寒。用泽兰、楂肉、刘寄奴、苏木、桃仁、琥珀等药两剂，病热减半，继服不应，遂更医杂治，以至不起。由今思之，此证不但血阻，必兼痰滞，我师见及阻住阴阳升降道路，病源已经识出，特跳不出产后消瘀圈子耳。倘通瘀不应即兼化痰，或者如前案金妇得起，未可知也。此时彭尚初学，我师见识过人，特未悟彻痰滞一证，惜哉！

薛案郭茂恂嫂金华君，产七日不食，始言头痛，头痛已，又心痛作，既而目睛痛如割如刺，更作更止，相去无瞬息闲。每头痛欲取大石压，良久渐定，心痛作则以十指抓臂，血流满掌，痛定目复痛，复以两手自剜目，如是十日不已，众医无计。进黑龙丹半粒，疾少闲，中夜再服，乃瞑目寝如平时，至清晨下一行约三升许，如蝗虫子，病减半，巳刻又行如前，痛尽除。

黑龙丹 治产难及胞衣不下，血迷血晕，不省人事，一切危急恶候垂死者，但灌药得下，无不全活。

当归 五灵脂 川芎 良姜 熟地各二两，锉碎，入砂锅内，纸筋盐泥固济，火煅过 百草霜一两 硫黄 乳香各二钱 琥珀 花蕊石各一钱

为细末，醋糊丸，如弹子大，每用一二丸，炭火煅红，投入生姜自然汁中浸碎，以童便合酒调灌下。

小便不通

《产乳集》用盐填脐中令平，葱白捣铺一指厚，安盐上，以艾炷饼上灸之，觉热气入腹内即通，最灵。

沈按：此法不效，必是气虚不能升举，黄芪补气之中，已寓上升之性，用以为君，五钱；麦冬能清上源，用以为臣，一钱五分；白通草通利达下，用以为佐，八分。水煎服一剂，可效。

尿血

《大全》云：产妇尿血，面黄胁胀少食，此肝木乘脾土也。用加味逍遥散、补中汤煎服可愈。

尿胞被伤小便淋沥

丹溪云：尝见收生者不谨，损破产妇尿脬，致病淋漓，遂成废疾。有一妇年壮难产得此，因思肌肉破伤在外者皆可补完，脬虽在里，谅亦可治，遂诊，其脉虚甚。予曰：难产之由，多是气虚，产后血气尤虚，试与峻补，因以参、芪为君，芎、归为臣，桃仁、陈皮、茯苓为佐，煎以猪羊脬煎汤，极饥时饮之，但剂小，率用一两，至一月而安。盖令气血骤长，其脬自完，恐少缓亦难成功矣。又产时尿胞被伤，小便淋沥，用二蚕茧烧存性作末，服一月可愈。(缪德仁治验。)

玉门不闭

薛立斋云：气虚血弱，十全大补汤主之。

玉门肿胀焮[①]痛

薛云：是肝经虚热，加味逍遥散主之。

坐草过早，产户伤坏，红肿溃烂，痛不可忍，用蒸包子笼

① 焮（xìn 信）：发炎肿痛。

内荷叶煎汤洗，日三次，两日可愈。（缪德仁治验。）

阴脱

陈无择云：产后阴脱如脱肛状，及阴下挺出，逼迫肿痛，举动房劳即发，清水续续，小便淋沥，硫黄、乌贼骨各二两，五味子二钱半，为末糁之，日三次。

子宫下

丹溪云：一产子后阴户下一物如合钵状，有二歧，其夫来求治。予思之，此子宫也，必气血弱而下坠。遂用升麻、当归、黄芪几帖与之。半日后其夫复来云：服二次后，觉响一声，视之已收阴户讫，但因经宿，干着席上，破一片如掌心大在席，某妻在家哭泣，恐伤破不复能生，予思此非肠胃，乃脂膏也。肌肉破尚可复完，若气血充盛，必可生满，遂用四物汤加人参与百帖，三年后复有子。

治子宫下，黄芪一钱半、人参一钱、当归七分、升麻三分、甘草二分，作一帖，水煎，食前服。外用五倍子末泡汤洗，又用末傅[1]之，如此数次，宜多服药，永不下。

产户下物

丹溪云：一妇三十余岁，生女二日后，产户下一物如手帕，下有帕尖，约重一斤。予思之，此因胎前劳乏伤气，或肝痿所致，

① 傅：通“敷”。下同。

却喜血不甚虚耳。其时岁暮天寒，恐冷干坏了，急与炙黄芪二钱、人参一钱、白术五分、当归一钱半、升麻五分，三帖连服之，即收上，得汗通身方安。但下翳沾席处干者落一片约五六两重，盖脂膜也，食进得眠，诊其脉皆涩，左略弦，视其形却实，与白术、白芍各半钱，陈皮一钱，生姜一片，煎二三帖以养之。

水道下肉线

一产后水道中下肉线一条，长三四尺，动之则痛欲绝，先服失笑散数帖，次以带皮姜三斤研烂，入清油二斤煎，油干为度，用绢兜起肉线，屈曲于水道边，以前姜熏之，冷则熨之，六日夜缩其大半，二六日即尽入，再服失笑散、芎归汤调理之。如肉线断，则不可治矣。

乳汁不通

涌泉散　山甲炮，研末，酒服方寸匕，日二服，外以油梳梳乳即通。(见《经疏》)

陈自明《妇人良方》曰：予妇食素，产后七日，乳汁不行，赤小豆一升煮粥食之，当夜即行。

一妇乳汁不行，煎当归八钱服即通。王不留行、白通草、穿山甲是要药。

回乳

无子吃乳，乳不消，令人发热恶寒，用大麦芽二两炒，为

末，每服五钱，白汤下。(丹溪)

乳头碎裂

丹溪：老黄茄子烧灰傅之。《纲目》：丁香末傅之。

吹乳

缪仲淳云：妒乳、内外吹乳、乳岩、乳痈，不外阳明、厥阴二经之病，橘叶最妙。又用生半夏一个研末，生葱头一段研裹，左右互塞鼻，神验。又于山中掘野芥菜(去叶用)根，洗净捣烂，无灰酒煎数滚，饮一二次，即以渣遏患处，凡乳痈未成，或肿或硬，或胀痛者，无不立消，屡治经验。野芥菜，一名天芥菜，又名鹦哥草，似芥菜而略矮小，其根数出如兰根，用以治乳，想其形似乳囊也，故用有验。(春圃附载。)

乳痈红肿方发

活小鲫鱼一尾，剖去肠，同生山药寸许捣烂涂之，少顷发痒即愈，屡验。无山药，即芋奶亦可。

乳痈已成

胡桃隔瓦上焙燥研末，每服三钱，红糖调匀，温酒送下三服，无不全愈。

又方用玫瑰花五七朵(干者亦可)，醇酒煎服(烫酒极热，冲服亦可)。即以花瓣摘散，铺贴患处，三两次可愈，即已成硬块者，亦可消散。(曾经治验数人。陈载安附识。)

乳岩

坎炁[1]洗净切薄，焙燥研末，日吃一条，酒下，约二十条效。(缪德仁治验，半年以内者效。)

又狗粪、东丹、独囊蒜，三味捣匀摊布上，勿用膏药令粘，贴上微痛，数日可愈。

沈按：乳岩初起，坚硬不作脓，其成也，肌肉叠起，形似山岩。病起抑郁，不治之证。方书云：桃花开时死，出鲜血者死。余见一妇患此已四年，诊时出鲜血盈盂，以为必死，日服人参钱许，竟不死。明年春，桃花大放仍无恙，直至秋分节候方毙。此妇抑郁不得志，诚是肝病。然不死于春而死于秋，何哉？岂肝病有二，其太过者死于旺时，其不及者死于衰时耶？此证本属肝病，缪以坎炁补肾而愈，亦理之不可解者。

外有方附后《疡科方选》中。

雄按：吴鞠通曰：当归、芎䓖为产后要药，然惟血寒而滞者为宜，若血虚而热者，断不可用。盖当归香窜异常，甚于麻、辛，急走善行，不能静守，止能运血，裒多益寡，如亡血液亏、孤阳上冒等证，而欲望其补血，不亦愚哉！芎䓖有车轮纹，其性更急于当归，盖物性之偏长于通者，必不长于守也。世人不敢用芍药而恣用归、芎，何其颠倒哉？余谓今人血虚而热者为多，产后血液大耗，孤阳易浮，吴氏此言，深中时弊。又论

① 坎炁（qì气）：脐带的别名，哺乳类的连接胎儿和胎盘的管状结构。

《达生篇》所用方药，未可尽信，皆先得我心之同然者。详见《解产难》，医者宜究心焉。

杂病

热入血室

仲景《伤寒论》云：妇人伤寒发热，经水适来，昼日明了，暮则谵语如见鬼状者，此为热入血室，无犯胃气及上二焦，必自愈。

又：妇人中风，发热恶寒，经水适来，得之七八日，热除而脉迟身凉，胸胁下满如结胸状，谵语者，此为热入血室也。当刺期门，随其实而泻之。

又：妇人中风七八日，续得寒热，发作有时，经水适断者，此为热入血室，其血必结，故使如疟状，发作有时，小柴胡汤主之。

沈按：论言勿犯胃气及上二焦者，谓不可攻下，并不可吐、汗也。然有似是实非之证，不可不辨。

陈良甫曰：脉迟身凉，而胸胁下满如结胸状，谵语者，当刺期门穴，下针病人五吸，停针良久，徐徐出针。凡针期门穴，必泻勿补，肥人二寸，瘦人寸半。

许学士治一妇病伤寒，发寒热，遇夜则如见鬼状，经六七日，忽然昏塞，涎响如引锯，牙关紧急，瞑目不知人，病势危困。许视之曰：得病之初，曾值月经来否？其家云：经水方来，病作而经遂止，后一二日发寒热，昼虽静，夜则见鬼，昨日不省人事。许曰：此是热入血室证，医者不晓，以刚剂与之，故致此，当先化痰，后治其热。乃急以呷散投之，两时许涎下得睡，即省人事，次投以小柴胡汤加生地，二服，不汗而热遂除。

又一热入血室证，医用补血调气药治之数日，遂成血结胸，或劝用前药，许曰：小柴胡已迟不可行矣，刺期门则可，请善针者治之，如言而愈。或问：何为而成结胸？许曰：邪气乘虚入于血室，血为邪所迫，上入肝经，则谵语见鬼，复入膻中，则血结于胸中矣，故触之则痛，非药可及，当用刺法。

一妇热多寒少，谵语夜甚，经水来三日，病发而止，本家亦知热入血室，医用小柴胡数帖病增，舌色黄燥，上下齿俱是干血，余用生地、丹皮、麦冬等药不应，药入则干呕，脉象弱而不大。因思弱脉多火，胃液干燥，所以作呕，遂用白虎汤加生地、麦冬，二剂热退神清，惟二十余日不大便为苦，与麻仁丸三服，得便而安。一室女发热经来，医用表散药增剧，谵语夜甚，投小柴胡不应，夜起如狂，或疑蓄血，投凉血消瘀药亦不应，左关脉弦硬搏指，询知病从怒起，因用胆草、黄芩、山栀、丹皮、羚羊角、芦荟、甘草、归身等药煎服，一剂知，四剂愈。

张仪表令爱，发热经来，昏夜谵语，如见鬼状，投小柴胡增剧，询其病情，云：醒时下体恶寒，即愦时亦尝牵被敛衣。因悟此证，平素必患带下，且完姻未久，隐曲之事未免过当，复值经来过多，精血两亏，阴阳并竭，其恶寒发热，由阴阳相乘所致，非外感热邪深入也。误投发散清热，证同亡阳。《伤寒论》云：亡阳则谵语。《内经》云：脱阳者，见鬼是也。因用肾气丸，早晚各二钱，神气即清，随以苁蓉易桂、附，数剂全愈。（此即前所云似是实非之证，不可不辨者也。尧封自记。）

咽哽

《金匮》：妇人咽中有炙脔，半夏厚朴汤主之。《千金》所云咽中帖帖如有炙肉，吐之不出，吞之不下是也。

半夏厚朴汤

半夏一升　厚朴三两　茯苓四两　生姜五两　苏叶二两

水煎，分四服，日三夜一。

脏躁

妇人脏躁，悲伤欲哭，象如神灵所作，数欠伸，甘麦大枣汤主之。

甘草三两　小麦一升　大枣十枚

水煎，分三服。

阴寒

妇人阴寒，温阴中坐药，蛇床子散主之。

蛇床之末，以白粉少许和合相得，如枣大，绵裹纳之。

阴吹

胃气下泄，阴吹而正喧，此谷气之实也，**猪膏发煎**导之。

猪膏半斤　乱发如鸡子大三枚，和膏中煎之，发消药成

分再服。

雄按：阴吹，亦妇人恒有之事，别无所苦者，亦不为病，况属隐微之候，故医亦不知耳。俗传产后未弥月而啖葱者，必患此。惟吹之太喧而大便艰燥，乃称为病。然仲圣但润其阳明之燥，则腑气自通，仍不必治其吹也。

阴痒

善邑西门外三里，有妇阴中极痒难忍，因寡居无人转述，医者莫知病情，治皆不效。至苏就叶天士诊，微露其意，叶用蛇床子煎汤洗，内服龟鹿二仙胶，四日而愈。

阴蚀有用猪肝煮熟，削如梃，钻孔数十，纳阴中，良久取出，必有虫在肝孔内，另易一梃纳之，虫尽自愈，亦良法也。

雄按：尚有阴挺一证，用飞矾六两，桃仁一两，五味子、雄黄各五钱，铜绿四钱末之，炼蜜丸，每重四钱，即以方内雄黄为衣，坐入玉门，重者二次必愈。

女科书大略①

王宇泰《女科证治准绳》序云：妇人有专治方，旧矣。史称扁鹊过邯郸，闻贵妇人，即为带下医，语兼长也。然带下，直妇人一病耳，调经杂证，怀子免身，患苦百出，疗治万方，一带下宁遽尽之乎？世所传张长沙《杂病方论》三卷，妇人居一焉。其方用之奇验，奈弗广何！孙真人著《千金方》，特以妇人为首，盖《易》基乾坤、《诗》首关雎之义。其说曰：特须教子女学习此三卷《妇人方》，令其精晓，即于仓卒之秋，何忧畏也！而精于医者，未之深许也。唐大中初，白敏中守成都，其家有因免乳死者，访问名医，得昝殷《备集验方》三百七十八首以献，是为《产宝》。宋时濮阳李师圣得产论二十一篇，有说无方，医学教授郭稽中以方附焉。而陈无择于《三因方》评其

① 女科书大略：此标题原无，据兰溪本补入。

得失详矣，婺医杜莜又附益之，是为《产育宝庆集》。临川陈自明良甫以为诸书纲领散漫而无统，节目简略而未备，医者局于简易，不能深求遍览，有才进一方不效辄束手者，有无方可据揣摩臆度者，乃采摭诸家之善，附以家传验方，编葺成篇，凡八门，门数十余体，总三百六十余论，论后列方，纲领节目，灿然可观，是为《大全良方》。《良方》出而闺阁之调将大备矣。然其论多采巢氏《病源》，什九归诸风冷，药偏犷热，未有条分缕晰其宜否者。近代薛氏新甫始取《良方》增注，其论酌寒热之中，大抵依于养脾胃、补气血，不以去病为事，可谓救时之良医也已。第陈氏所葺多上古专科禁方，具有源流本末，不可没也。而薛氏一切以己意芟[1]除变乱，使古方自此湮没。余重惜之，故于是编附存陈氏之旧，而删其偏驳者，然亦存十之六七而已。至薛氏之说，则尽收之。取其以养正为主，且简而易守，虽女子学习无难也。若易水瀫水师弟，则后长沙而精于医者，一方一论，具掇是中，乃他书所无，有挟是而过邯郸，庶无道少之患哉。其积德求子，与夫安产藏衣，吉凶方位，皆非医家事，故削不载云。

雄按：若带下，直妇人一病耳，未必人人病此，何以扁鹊闻贵妇人，即为带下医？缘带下本女子生而即有之事，原非病也。后人以带脉不主约束一言，遂以女人之遗浊，称为带下之证。然则扁鹊之为带下医，犹今之幼科自称痘医也，痘虽幼科之一证，而亦人人必有之事，且世俗无不贵小儿者，所以人多乐为痘医耳。

① 芟（shān 山）：删除，消除。

集方

（论中所列各方，有彼此互见者，集录于此，以便简阅，其专治者不复赘。）

补养（门类及分两、炮制，半参汪讱庵《医方集解》所录）

六味丸（钱仲阳） 治肝肾不足，真阴亏损，精血枯竭。

地黄　砂仁酒拌，九蒸九晒，八两　山茱萸酒润，四两　山药四两　茯苓乳拌　丹皮　泽泻各三两

蜜丸，空心盐汤下，冬酒下。

六味地黄汤　治同上。

前方煎服。

八味丸（崔氏）

前方加肉桂、附子各一两，名桂附八味丸。治相火不足，尺脉弱者宜之。（亦治妇人转胞。）

前方加黄柏、知母各二两，名知柏八味丸。治阴虚火盛，尺脉旺者宜之。

肾气丸（《金匮》）

桂附八味丸加车前、牛膝，剂用地黄四两，山药以下皆两，茯苓三两，附子五钱制。

杰按：《金匮要略》用桂枝，无车前、牛膝，治妇人转胞。此名加味肾气丸，系治水肿。

青娥不老丸（《集解》只名青娥丸，未知是一是二。） 治肾虚腰痛。

破故纸十两，酒蒸为末　胡桃肉十二两，去皮，研烂　杜仲一斤，炒，去丝　生姜炒　蒜各四两

蜜调为丸。

又**丹溪青娥丸**止用故纸四两，杜仲四两炒，生姜二两半炒，胡桃肉三十个，蜜丸桐子大，每服四五十丸，盐、酒下。

黑锡丹　治阴阳不升降，上盛下虚，头目眩晕。

黑铅二两，硫黄二两，将铅熔化，渐入硫黄，候结成片，倾地上出火毒，研至无声为度。

参苓白术散　治脾胃虚弱，饮食不消，或吐或泻。

人参　白术土炒　茯苓　甘草炙　山药炒　扁豆炒　薏仁炒　莲子肉去心，炒　陈皮　砂仁　桔梗

为末，每三钱，枣汤或米饮调服。

八珍汤　治心肺虚损，气血两虚。（心主血，肺主气。四君补气，四物补血。）

人参　白术土炒　茯苓　甘草　当归酒洗　生地　芍药　芎䓖

十全大补汤

八珍再加黄芪以助阳固表，加肉桂以引火归元。《金匮》曰：虚者十补，勿泻之是也。

补中益气汤（东垣）　治一切清阳下陷，中气不足之证。

黄芪蜜炙，一钱半　人参　甘草一钱，炙　白术土炒　陈皮留白　当归五分　升麻　柴胡三分　姜三片　枣二枚，煎

归脾汤（《济生》）　治心脾受伤，不能摄血，致血妄行，及妇人带下。

人参　白术土炒　茯神　枣仁炒　龙眼肉二钱　黄芪一钱半，炙　当归酒洗　远志一钱　木香　甘草五分，炙

姜、枣煎。

四物汤　治一切血虚，及妇人经病。

当归酒洗　生地黄　芍药各二钱，炒　芎䓖一钱半

奇效四物汤　治失血内崩。

当归酒洗　熟地黄　芍药炒　川芎　阿胶　艾叶　黄芩炒，各一钱

芎归汤（一作归芎汤，未知是一是二，须考。）治产后血虚头痛，胎动下血，服此即安；子死腹中，服此即下。催生神效，亦名当归汤。若腹疼加桂，若腹痛自汗，头眩少气，加羊肉。

当归三五钱　川芎二钱

若为末，名佛手散，又名一奇散，又名君臣散。（又有神妙佛手散，未考。）

加味芎归汤

川芎、当归各一两，自死龟板一具，酥炙，生过男女妇人头发一握，烧存性。（治分娩交骨不开，或五七日不下垂死者。每用一两，水煎服，良久自下。）

当归芍药散（《金匮》）治怀妊腹中㽲痛。

当归三两　芍药一斤　茯苓四两　白术四两　泽泻半斤　芎䓖三两

上六味为散，取方寸匕，酒和，日三服。

胶艾汤（《金匮》）治妇人冲任虚损，经水淋沥，及血虚下痢，并妊娠腹痛为胞阻。

当归三两　芍药四两　干地黄六两，熟　芎䓖二两　艾叶三两　阿胶　甘草各二两

上七味，以水五升，清酒三升，合煮取三升，去渣，纳胶令消尽，温服一升，日三次[①]。

① 次：原脱，据清抄本补。

仲景黄连阿胶汤 治伤寒少阴病，得之二三日以上，心烦不得卧。

黄连四两 黄芩一两 芍药二两 阿胶三两 鸡子黄二枚，生用

杰按：阴气为阳热所灼也，用此以收摄其欲亡之微阴，故沈谓子烦，阴虚火甚者宜服此。

祛寒

大建中汤（《金匮》） 治心胸中大寒痛，呕不能饮食，腹中寒气上冲皮起，出见有头足上下，痛而不可近者。

杰按：心为阳，寒为阴，寒乘于心，阴阳相激，故痛；寒乘于脾，脾冷不消水谷。心脾为子母之脏，为邪所乘，故痛而呕，复不能饮食也。

蜀椒二合 干姜四两 人参二两

煎，去滓，入饴糖一升，微煎，温服。

杰按：阳受气于胸中，阳虚则阴邪得以中之，阴寒之气逆而上冲，横格于中焦，故见高起痛呕不可触近之症。蜀椒辛热，入肺散寒，入脾暖胃，入肾门补火；干姜辛热，通心助阳，逐冷散逆；人参甘温，大补脾肺之气；饴糖甘能补土，缓可和中，所以大祛下焦之阴而复上焦之阳也。

小建中汤（仲景） 治伤寒阳脉涩，阴脉弦，腹中急痛。伤寒二三日，心悸而烦。通治虚劳悸衄，里急腹痛，梦遗失精。

杰按：三阴下利而腹痛者，里寒也，宜温也，四逆汤、附子理中汤；肠鸣泄泻而痛者，里虚有寒也，宜小建中温中散寒。悸者阳气虚也，烦者阴血虚也，与此汤先建其里。倍芍药者，酸以敛阴，阴收则阳归附矣。喻嘉言曰：虚劳病至于亡血失精，

精血枯槁，难为方矣。急宜建其中脏，使饮食进而阴血旺，故但用稼穑作甘之味，生其精血，而酸辛咸苦绝所不用，舍是无良法也。

桂枝　生姜三两　甘草一两，炙　大枣十二枚　芍药六两

入饴糖一升，微火解服。（此即桂枝加芍药汤，但桂有厚薄耳。其不名桂枝加芍药，而名建中，以饴糖为君也。今人用建中者，不用饴糖，失仲景遗意矣。不去姜、桂，所以散邪。吴鹤皋曰：桂枝当是桂，桂枝味薄，用以解表；桂味厚，用以建里。）

黄芪建中汤（《金匮》）治虚劳诸不足。（《准绳》曰：血不足而用芪，芪味甘，大能生血，此仲景之妙法。盖稼穑作甘，甘能补胃，胃为气血之海，气血所从生也，即补血汤芪五倍于当归之义。）

即前方加黄芪两半。黄芪易当归，名当归建中汤。（治产后虚羸不足，腹中痛引腰背，小腹拘急。若崩伤不止，加地黄、阿胶。）

理中汤（仲景）治伤寒太阴病，自利不渴，寒多而呕，腹痛粪溏，脉沉无力，或厥冷拘急，或结胸吐寒蛔，及感寒霍乱。

白术陈壁土炒，二两　人参　干姜炮　甘草一两，炙

每服四钱，本方等份，蜜丸，名理中丸。

附子理中汤　治中寒腹痛，身痛，四肢拘急。

即前方三两，加附子一枚。

补中汤　治泄泻，泻不已者，加附子。

理中汤加陈皮、茯苓。改加青皮、陈皮，名治中汤。治太阴伤寒，腹满痞闷，兼食积者。

四逆汤（仲景）治三阴伤寒，身痛腹痛，下利清谷，恶寒

不汗，四肢厥冷，或反不恶寒，面赤烦躁，里寒外热，或干呕，或咽痛，脉沉微细欲绝。

附子一枚，生用　干姜一两　甘草二两，炙

冷服。面赤者，格阳于上也，加葱九茎以通阳；腹痛者，真阴不足也，加芍药二两以敛阴；咽痛，阴气上结也，加桔梗一两以利咽止痛；脉不出，加人参二两以助阳补气血；呕吐，加生姜二两以散逆气。（上皆通脉四逆汤加减之法。）

真武汤（仲景）　治少阴伤寒腹痛，小便不利，四肢沉重疼痛，自下利者，此为有水气，或咳或呕，或小便利，及太阳病发汗，汗出不解，仍发热心悸，头眩，筋惕肉瞤，振振欲擗地，气寒恶寒。（此亦肾中阳虚见症，仍属少阴。方名真武，盖取固肾之义。）

附子一枚，炮　白术二两，炒　茯苓三两　芍药三两，炒　生姜三两

水寒相搏，咳者加五味子、细辛、干姜；小便利，去茯苓；下利，去芍药，加干姜；呕，去附子，加生姜一倍。

附子汤（仲景）　治少阴病身躯痛，手足寒，骨节痛，脉沉者，及少阴病得之二三日，口中和，背恶寒者。

前方去生姜，加人参二两。

乌梅丸（仲景）　治伤寒厥阴证，寒厥吐蛔。（伤寒脏厥者死。脏厥者，脉微而厥，至七八日肤冷发躁，无暂安时也；蛔厥者，蛔上入膈则烦，须臾复止，得食则呕而又烦，蛔闻食臭复出也。此为脏寒，当与此丸温脏安蛔。）亦治胃腑发咳，咳而呕，呕甚则长虫出，亦主久利。

乌梅三百个　细辛　桂枝　人参　附子炮　黄柏六两　黄连一斤　干姜十两　川椒去汗　当归四两

苦酒（醋也）浸乌梅一宿，去核，蒸熟，和药蜜丸。

祛风

小续命汤（《千金》） 治中风不省人事，神气溃乱，半身不遂，筋急拘挛，口眼㖞斜，语言謇涩，风湿腰痛，痰火并多，六经中风及刚柔二痉。亦治产后中风。（论见前。）

麻黄去节 杏仁去皮尖，炒研 桂枝 白芍酒炒 甘草炙 人参 川芎 黄芩 防己各一两 防风两半 附子半两，炮去皮脐

每服三钱或四五钱，加姜、枣煎，温服，取微汗。

筋急语迟，脉弦者，倍人参，去芩、芍，以避中寒，服后稍轻，再加当归；烦躁，不大便，去桂、附，倍芍药，加竹沥；热，去附子，入白附子亦可。如不大便日久，胸中不快，加大黄、枳壳；如脏寒下利，去黄芩、防己，倍附子，加术；呕逆，加半夏；语言謇涩，手足战掉，加菖蒲、竹沥；身痛发搐，加羌活；口渴，加麦冬、花粉；烦渴多惊，加犀角、羚羊角；汗多，去麻、杏，加白术；舌燥，去桂、附，加石膏。（参《丹溪心法》。）

独活汤（丹溪） 治风虚瘛疭，昏愦不觉，或为寒热。

独活 羌活 防风 细辛 桂心 白薇 当归 川芎 半夏 人参 茯神 远志 菖蒲五钱 甘草二钱半，炙

每服一两，加姜、枣煎。

愈风散（华佗） 治产后中风，口噤，角弓反张，亦治血晕不省人事，四肢强直。（见产后角弓类，亦名如圣散。）

化痰

二陈汤（《局方》） 治一切痰饮为病，咳嗽胀满，呕吐恶心，

头眩心悸。

半夏姜制，二钱　陈皮去白　茯苓一钱　甘草五分

加姜煎。（半夏、陈皮贵其陈久则无燥散之患，故名二陈。）

《千金》半夏茯苓汤　治妊娠恶阻，烦闷吐逆，恶食头眩，体重，恶寒汗出等症。

半夏　生姜各三十铢　干地黄　茯苓各十八铢　橘皮　旋覆花　细辛　人参　芍药　芎䓖　桔梗　甘草各十二铢（车氏只用八味，去细辛、川芎、桔梗之升提，芍药之酸敛，尤为尽善。）

上十二味㕮咀，以水一斗，煎取三升，分三服。若病阻积月日不得治，及服药冷热失候，病变客热烦渴，口生疮者，去橘皮、细辛，加前胡、知母各十二铢；若变冷下利者，去地黄，入桂心十二铢；若食少，胃中虚生热，大便闭塞，小便赤少者，宜加大黄十八铢，去地黄，加黄芩六铢，余依方服一剂，得下后消息，看气力冷热增损，方更服一剂，汤便急使茯苓丸，令能食便强健也。忌生冷、醋滑、油腻。（方论见恶阻门。）

《千金》茯苓丸

茯苓　人参　桂心熬　干姜　半夏　橘皮各一两　白术　葛根　甘草　枳实各二两

上十味，蜜丸梧子大，饮服二十丸，渐加三十丸，日三次①。（《肘后》不用干姜、半夏、橘皮、白术、葛根，止用五物。又云：妊娠忌桂，故熬。）

又方（此在《景岳全书》，名竹茹汤）治孕妇呕吐不止，恶心少食，服此止呕清痰。

青竹茹　橘皮各十八铢　茯苓　生姜各一两　半夏三十铢

① 次：原脱，据清抄本补。

上五味，水六升，煮取二升半，分三服。

《千金》橘皮汤　治妊娠呕吐，不下食。

竹茹　橘皮　人参　白术各十八铢　生姜一两　厚朴十二铢，制

上六味，水七升，煮取二升半，分三服（附参。）《金匮》单用橘皮汤。又橘皮三升、竹茹二升、人参一两、甘草五两、生姜半斤、大枣三十枚，名橘皮竹茹汤，均治哕逆。（后人又因《金匮》加半夏、赤苓、枇杷叶，亦名橘皮竹茹汤，治虚人呕逆。）

六神汤　治产后痰迷，神昏谵语，恶露不断者，甚或半身不遂，口眼歪斜。（方论见前产后案中。）

杜刮橘红　石菖蒲　半夏曲（半夏亦可）胆星　茯神　旋覆花各一钱

水煎，滤清服。

理气

紫苏饮（严氏）　治胎气不和，凑上心胸，腹满痛闷，名为子悬。（胎至四五月，君相二火养胎，热气逆上之故。）

紫苏一两　腹皮　人参　川芎　橘皮　白芍　当归三分　甘草一分

锉，分三服[1]，水一盏，生姜四片，葱白煎，去渣服。一方无川芎，名七宝散。汪讱庵《医方集解》载：此苏叶止一钱，当归七分，甘草二分，余皆五分。

天仙藤散（陈景初制）　本名香附散，治子气肿胀。

① 服：原作“分”，据清抄本改。

天仙藤即青木香藤洗，略焙　香附炒　陈皮　甘草　乌药　木香等份

锉末，每服五钱。加生姜三片、紫苏五叶，水煎，日三服，肿消止药。汪本无木香，有木瓜三片①。

木香散（王师复）治妊娠四五月后，每胸腹间气刺满痛，或肠鸣，呕逆，减食。（此由忿怒忧思、饮食失节所致。）

莪术　木香　丁香　甘草

盐汤下。

抑气散（丹溪）治妇人经将行而痛，气之滞也。

四物加胡索、丹皮、条芩。

又**抑气散**（严氏）治妇人气盛于血，变生诸证，头晕膈满。

香附四两　陈皮一两　茯神　甘草炙

为末，每服二钱。

抑青丸　大泻肝火，治左胁作痛，妇人怒气伤肝，胎气上逆致呕逆，水饮不能入。黄连一味，吴萸汤浸一宿为丸。

代赭旋覆汤（仲景）治伤寒发汗，若吐若下，解后心下痞硬，噫气不除。（邪虽解，胃弱不和，虚气上逆故也。）

又周扬俊曰：余每借以治反胃噎食、气逆不降者，神效。（《活人》云：有代赭旋覆证，气虚者先服四逆汤，胃寒者先服理中汤，后服此汤为良。）

旋覆花（即金沸草）三两　代赭石一两　人参二两　甘草三两　半夏半升　生姜五两　大枣十二枚

旋覆花汤（《金匮要略》）

旋覆花　葱　新绛

逍遥散（《局方》）治血虚肝燥，骨蒸潮热，口干便涩，

① 片：原脱，据清抄本补。

月经不调。

柴胡　当归酒拌　白芍酒炒　白术土炒　茯苓一钱　甘草炙，五分

加煨姜、薄荷煎。本方加丹皮、栀子，名加味逍遥散。

小柴胡汤（仲景）　治伤寒中风，少阳证往来寒热，胸胁痞满，默默不欲食，心烦喜呕，或腹中痛，或胁下痛，或渴或咳，或利或悸，小便不利，口苦耳聋，脉弦。或汗后余热不解，及春时嗽发疟寒热，妇人伤寒，热入血室。（小柴胡在经主气，在脏主血，故更能入血室。）

柴胡八两　半夏半升　人参　甘草　黄芩　生姜三两　大枣十二枚

理血

小蓟饮子　治男妇下焦热结，尿血淋漓。（痛者为血淋，不痛者为溺血，论见妊娠经来类。）

小蓟　蒲黄炒黑　藕节　滑石　木通　生地　栀子炒　淡竹叶　当归　甘草各五分

导赤散（钱氏）　治小肠有火，便赤淋痛。（论见带下类。）

生地黄　木通　甘草　淡竹叶

等份煎。

血极膏（罗谦甫）　治妇人污血凝滞胞门，致成经闭。（论见经闭类。）

大黄一味为末，醋熬成膏，服之利一二行，经血自下。

荡胞汤（《千金》）　治二三十年不产育，胞中必有积血。（论见求子门。）

朴硝　丹皮　当归　大黄　桃仁生用，各三铢　厚朴　桔梗

人参　赤芍　茯苓　桂心　甘草　牛膝　橘皮各二铢　附子六铢　虻虫　水蛭各十枚

上十七味㕮咀，以清酒五升，水五升，合煮取三升，分四服，日三夜一，每服相去三时，覆被取微汗。天寒汗不出，着火笼之，必下脓血，务须斟酌，下尽二三服即止。如大闷不堪，可食酢饭冷浆一口，即止，然恐去恶不尽，忍之尤妙。

夺命散　治产后恶露不行，眩晕昏冒。（论见产后眩晕门及恶露不来。）

没药去油，二钱　血竭一钱

共研末，分两服，糖调酒下。

夺命丹（《良方》）治瘀血入胞，胀满难下，急服此即消，胞衣自下。

杰按：似与前论恶闭致喘证未对，姑列此以俟再考。

附子炮，半两　干漆碎之，炒烟尽　牡丹皮各一两

上为细末，另用大黄末一两，以好醋一升，同熬成膏，和前药丸桐子大，温酒吞五七丸。

一方有当归一两。

花蕊石散　治血入胞衣，胀大不能下，或恶露上攻，或寒凝恶露不行。

花蕊石四两　硫黄一两

研细，泥封煅赤，服一钱，童便下。

又葛可久花蕊石散治略同上。

花蕊石煅存性，研如粉，以童便一盏，男人入酒少许，女人入醋少许，煎温，食后调服三钱，甚者五钱，能使瘀血化为黄水，后用独参汤补之。（非寒凝者不宜此。）

无极丸　治恶露不行，发狂谵语，血瘀之重者。

失笑散（《局方》） 治恶露不行，心包络痛，或死血腹痛，不省人事。

蒲黄　五灵脂净者

等份，炒为末，煎膏，醋调服。或用二三钱，酒煎热服。

如神汤 治瘀血腰痛，下注两股如锥刺。

延胡　当归　肉桂

等份，水煎服。

二味参苏饮

人参　苏木

清魂散（严氏） 治产后恶露已尽，忽昏晕不知人。（产后气虚血弱，又感风邪也。）

泽兰叶　人参各二钱半　荆芥一两　川芎五钱　甘草二钱

上为末，用温酒、热汤各半盏，调灌一二钱，能下咽即开眼。更宜烧漆气淬醋炭于床前，使闻其气。

伏龙肝散 治大小产，血去过多不止。

伏龙肝

黑龙丹（亦名琥珀黑龙丹） 治产难及胞衣不下，血迷血晕，不省人事，一切危急恶候垂死者，但灌药得下，无不全活。亦治产后疑难杂证。（案见奇证中）

当归　五灵脂净者　川芎　良姜　熟地各二两，锉碎，入砂锅内，纸筋盐泥固济，火煅过　百草霜一两　硫黄　乳香各二钱　琥珀　花蕊石各一钱

为细末，醋糊丸如弹子大，每用一二丸，炭火煅红，投入生姜自然汁中浸碎，以童便合酒调灌下。

外科[1]

托里散 治一切恶疮发背，疔疽便毒始发，脉弦洪实数，肿甚欲作脓者。亦治产后瘀血将成脓。（论见前。）

金银花 当归二两 大黄 朴硝 花粉 连翘 牡蛎 皂角刺三钱 黄芩 赤芍一[2]钱

每五钱，半酒半水煎。

蜡矾丸 治一切疮痈恶毒，先服此丸护膜托里，使毒不攻心，或为毒虫、蛇、犬所伤，并宜服之。

黄蜡二两 白矾一两

先将蜡熔化，候少冷入矾，和匀为丸，酒下，每服十丸、二十丸，渐加至百丸则有力。疮愈后，服之亦佳。

太乙膏 治疬子疮神效。（丹溪）

脑子一钱，研 轻粉 乳香各二钱，研 麝香三钱，研 没药四钱，研 黄丹五两

上用清油一斤，先下黄丹熬，用柳枝搅，又用憨儿葱七枝，先下一枝，熬焦再下一枝，葱尽为度。下火不住手搅，觑冷热得所，入脑子等药，搅匀，磁器盛之，用时旋摊。

润下

麻仁丸（仲景） 治便难脾约。

大黄四两，蒸 厚朴 枳实（即大承气去芒硝也） 麻仁一两一钱 杏仁二两二钱，去皮，麸炒 芍药

蜜丸梧子大，每服三五十丸，温水下。（丹溪书名脾约丸。）

---

① 外科：此题原无，据兰溪本补。

② 一：清抄本作“二”。

丹溪麻仁丸 治同上，兼治风秘。

郁李仁 麻子仁各六两，另研 大黄一[①]两半，以一半炒 山药 防风 枳壳七钱半，炒 槟榔五钱 羌活 木香各五钱半

蜜丸梧子大，服七十丸，白汤下。

平胃散（《局方》） 治脾有停湿痰饮，痞膈宿食不消，满闷溏泻。（加朴硝善腐死胎，论见产类。）

苍术泔浸，五斤 厚朴姜制，炒 陈皮各三斤，去白 甘草三十两，炒

上为末，每服五钱，加姜三片、枣一个煎，入盐一捻，沸汤点服亦得。（见丹溪书）

胎产[②]

安胎方

黄芪蜜炙 杜仲姜汁炒 茯苓各一钱 黄芩一钱五分 白术生用，五分 阿胶珠一钱 甘草三分 续断八分

胸中胀满加紫苏、陈皮各八分；下红加艾叶、地榆各二钱，并多加阿胶。引用糯米百粒，酒二杯煎服。腹痛用急火煎。

保胎神佑丸 此方屡验，一有孕即合起，每日服之。凡易滑胎者，自无事，且易产。

白茯苓二两 於术一两，米泔浸一日，黄土炒香 条芩一两，酒拌炒 香附一两，童便浸炒 延胡一两，米醋炒 红花一两，隔纸烘干 益母草净叶，去梗，一两 真没药三钱，瓦上焙干，去油

上为末，蜜丸桐子大，每服七丸，白滚水下。若胎动，一日可服三五次，切不可多服一丸，至嘱。

① 一：清抄本作“二”。

② 胎产：此题原无，据兰溪本补。

杰按：胎滑自是血热动胎之故，方中红花行血，延胡走而不守，恐非保胎所宜，况已有香附行气，气行血自不滞，何取动血之品，宜去之为稳。

雄按：每服七丸，故有奇效，而无小损也，毋庸裁减。

又按：神佑丸兼能调经种子，大有殊功。

保胎磐石丸

怀山药四两，微炒　杜仲去粗皮，净，三两，盐水炒断丝　川续断二两，酒炒

共为末，糯米糊为丸，如绿豆大，每服三钱，米汤送下。方虽平常，屡用屡验，乃异人所授也。凡胎欲堕者，一服即保住。惯小产者，宜常服之，或每月服数次，至惯半产之月即服之，无不保全。

银苎酒　治妊娠胎动欲堕，腹痛不可忍，及胎漏下血。

苎根二两　纹银五两　酒一碗

如无苎之处，用茅草根五两，加水煎之。

紫酒　治妊娠腰痛如折。

黑料豆二合，炒熟焦　白酒一大碗，煎至七分

空心服。

仙传回急保生丹　此方得之神感，效验异常。

大红凤仙子九十粒　白凤仙子四十九粒　自死龟板一两，麻油涂炙　通梢怀牛膝三钱　桃仁一钱五分　川芎五钱　白归身五钱

凤仙子研末包好，临产时将余药称明分两，为末配入，临盆时米饮调服二钱，迟则再服一钱。交骨不开者即开，难产者不过三服。临盆一月内，本方去凤仙子，入益母膏二两，每日早米饮调服二钱，则临盆迅速。（胎元不足者勿服。）产后瘀血不净，变生病者，或儿枕痛，于本方内加炒红曲三钱，酒炒马

料豆二合，共为末，用童便半杯、陈酒半杯，调服二三钱即愈。唯凤仙子只于临盆时用。

仙传通津救命玉灵汤[①] 治裂胞生及难产数日，血水已干，产户枯涩，命在垂危者。

龙眼肉去核，六两 生牛膝梢一两，黄酒浸，捣烂

将龙眼肉煎浓汁，冲入牛膝酒内服之，停半日即产，亲救数人，无不奇验。

雄按：龙眼甘温，极能补血，大益胎产，力胜参、芪。宜先期剥取净肉，贮瓷椀[②]内，每肉一两，加入白砂糖一钱。素体多火者，并加西洋参片如糖之数，幂[③]以丝绵一层，日日放饭锅内蒸之，蒸至百次者良，谓之代参膏，较生煎者功百倍矣。娩时开水瀹之，其汁尽出。如遇难产，即并牛膝酒共瀹，更觉简便。凡气血不足，别无痰滞便滑之病者，不论男妇，皆可蒸服，殊胜他剂也。

---

① 汤：兰溪本作“丹”。

② 椀：同“碗”。

③ 幂（mì 密）：覆盖。

索　引

（按笔画排序）

二画

二陈汤……………………………84
二味参苏饮………………………90
十全大补汤………………………79
八味丸…………………………14，78
八珍汤……………………………79

三画

大建中汤…………………………81
小建中汤…………………………81
小柴胡汤…………………………88
小续命汤……………………65，84
小蓟饮子…………………………88
《千金》半夏茯苓汤 ……24，85
《千金》茯苓丸 …………25，85
《千金》鲤鱼汤 ………………30
《千金》橘皮汤 …………25，86
子淋方……………………………35

四画

天仙藤散…………………31，86
无极丸……………………………89
木香散……………………………87
太乙膏……………………………91
丹溪青娥丸………………………79
丹溪麻仁丸………………………92
乌梅丸……………………………83
六味丸……………………………78
六味地黄汤………………………78
六神汤……………………………86

五画

本事方清心丸……………………15
平胃散……………………………92
归脾汤……………………………79
四物汤……………………………79
四逆汤……………………………82

失笑散……………………………89
代赭旋覆汤………………………87
仙传回急保生丹…………………93
仙传通津救命玉灵汤……………94
半夏厚朴汤………………………75
加味芎归汤………………………80
加味逍遥散……………………… 9

六画

托里散……………………………91
地黄饮子去桂附…………………13
芎归汤……………………………80
夺命丹……………………………89
夺命散……………………………89
当归芍药散………………………80
伏龙肝散…………………………90
仲景黄连阿胶汤…………………81
华佗愈风散………………………65
血极膏……………………………88
安胎方……………………………92
导赤散…………………………15，88
如神汤……………………………90
如神散……………………………51

七画

赤水元珠端本丸…………………15
抑气散……………………………87
抑青丸……………………………87
花蕊石散…………………………89
严氏紫苏散………………………27
补中汤……………………………82
补中益气汤………………………79
补肾阴清肝阳方…………………14
附子汤……………………………83
附子理中汤………………………82
妙香散……………………………13

八画

青娥不老丸………………………78
松硫丸……………………………14
奇效四物汤……………………9，80
肾气丸……………………………78
固精丸……………………………14
《金匮》葵子茯苓汤 …………31
参苓白术散………………………79

九画

荡胞汤…………………………16，88
保胎神佑丸………………………92
保胎磐石丸………………………93
独活汤……………………………84

十画

真武汤……………………………83
逍遥散……………………………87
胶艾汤……………………………80
涌泉散……………………………70
通气散方（《良方》）…………38

十一画

理中汤……82
黄芪建中汤……82
崩证极验方……11
银芷酒……93
猪膏发煎……75
麻仁丸……91
旋覆花汤……87
清魂散……90

十二画

葱白汤……28
紫苏饮……86
紫酒……93
黑龙丹……67，90
黑锡丹……79
温柔涩法……14

十三画

催产神方……51
愈风散……84

十四画

蜡矾丸……91